사상, 사상의학,

사상의학의
한계와
보완

오성출판사

책머리에

필자는 청년장교 시절에 우연히 사상의학 관련 서적 한권을 구하여 읽게 되었는데, 이를 계기로 이후 지금까지 35년 이상 사상의학에 관심을 가지고 살아왔다. 그간 인간관계가 특히 강조되는 군의 간부로 살아온 필자에게 사상의학 이론은 사람들과의 관계에 있어 그들을 이해하는데 크게 도움이 되었다.

즉 사상의학에서는 사람을 네 가지 체질로 구분하고 체질별로 외모·심성·병증 등이 선천적으로 다름을 말하고 있는 바, 이를 활용하여 부하의 위치에서 상관을 따를 때나 상관의 위치에서 부하들을 통솔할 때에 상대방의 체질에 따른 특성을 고려하여 대하게 되면 좋은 효과를 얻을 수 있다는 사실을 발견한 것이다. 다시 말하자면 상관에게 보고할 때에는 그의 체질상 선호하는 태도와 방법으로 하면 원하는 결과를 얻을 수 있고, 부하 직원에게 일을 시킬 때에도 그의 체질에 부합하는 일을 그가 선호하는 태도와 방법으로 시키면 더욱 좋은 성과를 얻을 수 있다는 사실이다.

그리하여 필자는 사상의학 이론을 두루 대인관계에 적용하는 방안을 모색하게 되었다. 동일한 사안이나 사물일지라도 사람의 체질에 따라 인지하는 바가 각각 상이하고, 당연히 반응도 다르게 나타난다. 그렇다면 "상대방의 반응을 예측할 수 있다면 그에게서 원하는 결과를 얻기 위해 효과적으로 대응할 수 있지 않을까?" 그러나 이는 상대방의 체질을 정확하게 식별해야 함을 전제조건으로 하고 있다.

"서당 개 삼년이면 풍월을 읊는다."는 말이 있다. 필자도 사상의학에 오랫동안 관심을 가지고 살아오다 보니, 사람을 만나게 되면 자연스럽게 "저 사람은 무슨 체질일까?" 하는 생각부터 갖게 되었다. 그러한 시각으로 사람들을 대하다 보니 이제는 처음 만나는 사람이라고 해도 몇 가지 관찰을 해 보고는 나름대로 마음속으로 체질을 식별해 본다. 물론 100% 정확하다고 장담은 하지 않는다. 그러나 상대방의 체질을 식별한 후 상대방에게 "당신은 이러이러한 성격이시지요?, 이러한 습관이 있으시지요?" 등 체질에 따른 특성을 참고하여 물어보면, "어떻게 그렇게 나를 잘 아느냐?"고 되묻는 경우를 많이 겪었기 때문에, 이제는 필자도 사람의 체질식별을 어느 정도는 할 수 있다고 감히 자부하는 바이다.

그런데 몇 년 전까지만 해도 필자의 오랜 고민은, 30년 이상을 가장 가까이에서 함께 살아 온 아내와, 우리 부부가 낳아 키워서 서른이 다된 나이에 출가시킨 둘째 딸 아이의 체질이 무엇인지를 정확하게 알 수 없다는 것이었다. 아내의 경우 체형이나 성질재간을 보면 분명히 태음인인데, 어떤 성격이나 식사 습관은 소음인의 특성을 가지고 있어 어느 체질인지를 정확하게 구분할 수 없었다. 둘째 딸 아이의 경우 체형이나 성격·식성 등은 전형적인 소음인인데, 소음인의 특성으로는 해석이 되지 않는 태양인의 성질재간을 가지고 있어 역시 무슨 체질인지를 정확하게 구분할 수 없었다. 오랫동안 체질식별을 위해 여러 가지 측면에서 관찰해 보았지만 위의 고민은 풀리지 않았다. 오히려 '그렇다면 이러한 경우 무슨 체질이라고 보아야 하는가?' 하는 의문을 품게 되었다.

4년 전으로 기억이 되는데, 타의에 의해 어느 한의원에 간적이 있다. 그 한의사가 체질식별을 잘한다는 소문에 상관이 권해서 어쩔 수없이 따라 나서서, 별 생각 없이 그 한의사로부터 체질감별을 받아보게 되었다. 그런데 어이없게도 필자는 전형적인 소양인인데 태음인이라고 말하는 것이었다. 예상외의 결과에 대해 필자는 동의할 수 없다고 하였다. 그랬더니 그 한의사가 "그러면 오늘의 체질감별은 없던 일로 하자."고 제안하여 그냥 집에 온 일이 있었다. 그런데 누가 보아도 그 한의사는 전문인이고 필자는 비전문인이다. 객관적으로는 그 한의사의 판단이 맞고 필자의 생각이 틀렸다고 할 수 있다. 그래서 필자의 전문성을 더 높일 필요가 있다는 생각을 하게 되었다. 체질식별을 정확하게 할 수 있는 방법을 찾고도 싶었다.

그 다음 날로 인터넷에 들어가 시판중인 사상의학 관련 서적들을 검색해 보고 필자가 가지고 있지 않은 몇 권의 책을 구입하였다. 그리고 그 책들을 훑어보던 중 새로운 의문을 갖게 되었다. "사상의학 이론에 한계가 있어서 체질식별에 오류가 발생하는 것은 아닐까?, 사상체질과 8체질은 어떻게 다른가?, 상호 연관성은 없는가?" 하는 의문들이다. 이러한 의문들을 풀기 위해 체계적인 사상의학 공부가 필요하다고 생각하였다. 그래서 사상의학에 대한 이해력을 높이기 위해 사상의학 원전인 『동의수세보원(東醫壽世保元)』의 한역(韓譯)을 시도하였다. 이해를 돕기 위해 『동의수세보원』의 철학적 배경이라 할 수 있는 조선유학에 관해 공부도 하였다. 8체질론을 펴낸 권도원 선생의 논문도 구해 보았다. 그 결과 필자가 본 책자에서 주장하는 사상의학의 한계를 발견하게 되었고, 이를 8체질론을 가지고 검증을 하면서 사상의학의 기본 이론을 보완할 필요가 있다는 결론을 내리게 되었다.

그러한 연유로 『사상, 사상의학, 사상의학의 한계와 보완』이라는 제하에 이 책을 쓰게 되었다. 책의 내용은 2부로 구성하였다. 먼저 1부에는 난해한 사상의학에 대한 독자들의 이해를 돕기 위하여 이제마 선생의 생애와 사상, 사상의학의 기본사상 및 개념, 그리고 『동의수세보원』 한역본(韓譯本) -가능한 한 비전문인들까지도 사상의학에 대해 쉽게 읽고 이해할 수 있도록 필자가 비전문가의 입장에서 정리한 내용- 을 수록하였다. 2부에는 위에서 언급한 바대로 사상의학 이론의 한계, 사상의학 이론의 보완 필요성, 보완된 사상의학 범주에서의 8체질론을 해설하였으며, 보완된 이론으로 체질을 식별하는 방법을 예시하였다. 이책이 필자의 견해를 이해하고 사상의학의 발전과 대중화를 이루는데 도움이 되었으면 하는 것이 작은 소망이다.

필자는 정규 한의학을 전공한 한의학도가 아니라, 항공공학을 전공한 과학도의 한 사람일 뿐이다. 공학에서 발생한 의문에 대해 사실에 기초하여 문제를 풀어가듯, 사상의학에서 갖게 된 의문에 대해 경험과 관련 지식을 바탕으로 해결을 시도하였다. 특히 필자의 주장에 대해 전문 한의학도들로부터 평가를 받아 보았으면 하는 마음으로 출간하였으므로 관심 있으신 분들의 많은 가르침이 있으시기를 기대하는 바이다.

2008. 7월
건국대학교 연구실에서
신 보 현

차 례

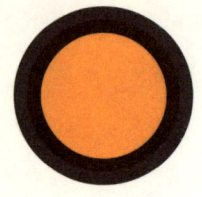

1부.
사상의학의 이해

사상의학이란 조선의 국운이 극도로 기울었던 19세기를 살다 간 이제마(李濟馬) 선생께서 수천년간 계승되어 온 한의학의 기본 전제인 '병에 따라 약을 달리 써야 한다.'는 당시의 개념에 상반되는 '사람 체질에 따라 약을 달리 써야 한다.'는 개념 하에 주창한 우리나라 고유의 새로운 의학체계이다.

선생의 일련의 저서들을 살펴보면 그는 의학자이기 이전에 유학자임을 알 수가 있다. 그는 먼저 「지인정기치인(知人正己治人)」의 유학 기본이념 하에 인간의 도덕적 완성을 추구하기 위한 방법인『격치고(格致藁)』를, 다음에는 의학자로서 질병을 예방하고 치료하기 위한 방법인『동의수세보원(東醫壽世保元)』을, 그리고 다음으로는 모든 질병의 근원인 심화(心火)와 마음과 몸(心·身)의 나태함을 극복하고 장수를 누리기 위한 방법인 『제중신편(濟衆新編)』을 저술하였다. 선생은 이와같은 저술들을 통하여 유학과 의학을 상호 연관시켜 인간의 궁극 목표라고 할 수 있는 장수(長壽)의 방법을 제시함으로써 인간학의 한 체계를 구축했다고 할 수 있다.

사상의학의 기본개념은 선천적으로 사람은 장기(臟器)중 폐비간신(肺脾肝腎)의 대소에 따라 폐가 크고 간이 작은 태양인(太陽人), 비장이 크고 신장이 작은 소양인(少陽人), 간이 크고 폐가 작은 태음인(太陰人), 그리고 신장이 크고 비장이 작은 소음인(少陰人)으로 구별되는 사상체질(四象體質) 중 하나를 체질로 하여 태어나는데 이는 후천적으로 바뀌지 않으며, 체질이 다르면 일상에서의 대처 방법도 다르고 나타나는 병증도 다르다는 것이다.

부연하면 사람은 선천적으로 편대장(偏大臟)과 편소장(偏小臟)이 서로 다른 사상체질 중 하나로 태어나는데, 이 체질별 장부의 대소 특징이 실마리가 되어 용모사기·체형기상·성질재간·성정·소질·평상시의 섭생 특성 등이 다르게 나타난다는 것이다. 또한 세상사에 임하는 태도와 반응이 다르고 걸리는 질병도 다르게 나타난다는 것이다. 그래서 체질에 따라 질병을 치료하는 방법이 달라야 하며 섭생도 달라야 하고, 평소에 수양해야 하는 내용도 달라야 한다는 것이다. 이 체질별 장부의 대소는 하늘로 부터의 품부(稟賦)인, 즉 선천적인 것이기 때문에 사람은 이에 따라 그 마음을 보존하여 성(性)을 기르고 몸을 닦아 천명(天命)에 순종하면 장수를 누릴 수 있고, 마음을 보존하지 못하고 몸을 닦지 못하면 병을 앓게 된다고 한다. 또한 체질에 따라 앓는 병증이 다르고 약물에 대한 반응도 다르기 때문에, 병을 앓게 될 경우에는 그 성정(性情)을 바로 잡으면서 체질에 맞는 약물을 복용하는 것이 중요하다고 한다. 이와같은 내용들은 『동의수세보원』의 요지(要旨)인데 이 책의 가르침에

따라 체질을 분류하고 일상에서의 정도를 찾으며 병증을 파악하고 그에
적합한 약물을 복용하게 하는 학문이 사상의학인 것이다 .

1. 이제마 선생의 생애와 사상

◉ 생애

사상의학의 창시자 이제마 선생은 1837년(헌종 3년) 3월 19일(음력) 함
흥(咸興)에서 진사 반오(攀五)의 넷째부인 소생으로 태어났다. 이복(異
腹)간 도합 3남 2녀 중 나이로는 맏이였지만, 족보상으로는 적서(嫡庶)
구별상 셋째였다. 본관(本貫)은 전주(全州)이고 자는 무평(懋平), 호는
동무(東武)인 데 그에 관한 여러 기록들이 전하는 바에 의하면 그는 어
려서부터 비범하였다고 한다.

선생의 유년기인 헌종(憲宗) 연간(1834~1863)의 조선은 당쟁과 세도정
치에 휘말리면서 유학의 기본 정치이념인 왕도정치(王道政治)는 사라지
고 국운이 기울대로 기울은 시기였다. 그러한 시기에 그의 부친은 문·
무 양과에 급제하여 20대 약관에 진사가 되었고 그의 집안은 지역의 명
문으로 알려지게 되었다. 그러나 조선은 전통적으로 북도 사람들을 정
치에 등용하지 않았기 때문에 벼슬자리에 나아갈 수는 없었다. 그러한
시대적 암울함과 서자라는 신분, 북도 사람이라는 한계는 엄연한 현실
이어서 선생이 아무리 비범하고 총명했다고 해도 그는 성장과정에서 심
한 성취욕구의 좌절을 느낄 수밖에 없었을 것으로 추측된다. 그나마 그

에게 큰 위안이 되었던 부친과 조부가 13세 되던 해에 세상을 떠난 이후 선생의 청년기에 대해서는 명확하게 알려지지 않고 있다. 일설에 의하면 그는 조부 별세 후 가출하여 함경도에서 연해주 일대까지 유랑하며 방황하던 중, 20세 경부터 의주 지역의 부호인 홍초당(洪草堂)의 집에서 기거하면서 내외(內外)의 진서(珍書)들을 탐독하였으며, 30세 이후에는 전남 장성에서 이우위론(理優位論)을 견지하였던 기정진(奇正鎭; 1798~1879)을 찾아가 학문을 익혔다고도 한다.

그러한 이제마 선생은 40세가 되는 1876년(고종 13년)에 군관직에 등용되어 서반(西班) 관료로서의 길을 걷게 된다. 50세 되던 해(1886년)에는 진해 현감 겸 병마절도사에 제수되어 재직하다가 54세(1890년)에 관직에서 물러나 상경하였다. 59세(1895년)에 고향 함흥에 내려가 이듬해 60세에 최문환(崔文煥)의 난을 평정하여 정삼품(正三品) 통정대부(通政大夫) 선유위원(宣諭委員)에 제수되었다. 그 이듬해에 고원군수(高原郡守)로 임명되었고, 62세(1898년)에 모든 관직에서 물러나 고향인 함흥의 만세교 부근에서 보원국(保元局)이라는 한약방을 경영하다가, 64세가 되는 1900년 9월 21일(陰) 오시(午時)에 문인 김영관의 집에서 세상을 떠났다.

이와같은 선생의 일생 중 어려서부터 관료로서의 성취욕구에 대한 좌절을 느끼게 해온 정치 사회적인 제한과 신분적 한계를 극복하고 관료가 되었다는 데에서, 우리는 두 가지 사실을 유추할 수가 있으니, 하나는 자신의 환경적 제한과 한계를 극복할 수 있는 남이 가지지 못한 탁월한 재능(醫術)이 있었다는 사실, 다른 하나는 재능이 특출한 사람(太陽人)에게 나타나는 기존 사회에 대한 저항감에 기인한 내면세계의 질곡을 어느 정도 극복하였다는 점이다.

선생은 관료생활을 하던 44세(1880년)에『격치고』집필을 시작하여 57

세(1893년)에 완성하였으며, 동년 7월부터 『동의수세보원』 집필을 시작하여 58세가 되는 이듬해(1894년) 4월에 완성하였다. 『제중신편』은 그가 59세(1895년)에 고향 함흥에서 집필을 시작하여 그 이듬해에 완성하였다. 선생의 저술에 대해 송일병 교수는 "이제마 선생은 일생의 장·노년기를 통해서 『격치고』를 저술하여 그의 철학적 기틀을 완성하였고, 『동의수세보원』을 저술하여 이제까지 그가 완성한 철학적 바탕을 기반으로 새로운 사상의학을 창안하였으며, 『제중신편』을 지어 그 철학적 바탕에 입각해서 살아가는 생활의 지혜를 제시하고 있다."고 하였다.[2] 그리고 『격치고』에 대해 박대식[3]은 "이제마 선생은 『격치고』의 「유략(儒略)」을 통해 자신만의 독특한 사상적 인식론으로 유학사상을 재구성하였고, 「독행편(獨行篇)」을 통해 사상의학의 핵심인 사람에 대해 아는 것(知人)에 관한 내용을 이야기하고 있으며, 「반성잠(反誠箴)」에서 자신의 사상적 우주론을 구성하면서 동시에 자신을 바르게 하는 것(正己)에 대해 말하고 있다."고 했다.

선생의 저술들에 나타난 특이점 중 하나는 선생이 세계와 우주를 '4' 라는 범주로 해석하려고 끊임없이 시도하였으며, 사상의학은 바로 이러한 그의 세계관의 의학적 적용이라고 할 수 있다는 점이다. 당시의 암울한 시대적 상황이 선생으로 하여금 그의 저서들을 집필하는 과정에서 의기(義氣)만 가지고는 홀로 막아 설 수 없는 탕탕한 천세(天勢)와 유유상종(類類相從)으로 형성되는 붕당(朋黨), 질서적(秩序的) 세회(世會), 신분 지위나 출신에 따라 유합하는 인륜(人倫)과 토착기반인 지방(地方)의 네 가지 요소로 세계관을 설정하게 한 것으로 추정된다.

또한 당시의 사회적 가치관은 빈천곤궁(貧賤困窮)을 극복하고 부귀현달을 누리는 것이었다고 할 수가 있는데, 이를 위해 온갖 기만과 술수, 허장성세가 횡행할 수밖에 없었다. 이에 대해 선생은 이욕(利慾)을 무

조건 억제하는 것이 아니라 이욕을 추구하되 오직 올바른 방법으로 성취하도록 유도하고, 이단사설(異端邪說)로부터 유학을 지켜서 근본적으로 성(誠)에 돌아가 인의예지(仁義禮智)를 회복해야 하며 공맹의 도통을 전승하여 모든 인간의 성명(性命)을 바르게 세워야 한다고 강조하였다[4].

● 사상

선생의 저서와 그에 대한 평가

이제마 선생의 사상을 조명해 보기 위해 먼저 그의 저술활동을 추적해보자. 위에서 언급한 대로 이제마 선생은 그의 나이 44세 때에 『격치고』의 「유략(儒略)」 집필을 시작하여 46세 때 「독행편(獨行篇)」을, 54세에 관직에서 물러나 상경하여 「유략」을, 57세에 「반성잠(反省箴)」을 완성하고, 이어서 7월부터 『동의수세보원』 집필을 시작하여 58세가 되는 이듬해 4월에 완성하였다. 59세에는 「부유고초(附遺藁抄)」를 집필하였고, 61세에 「오복론·관수론·지행론(五福論·勸壽論·知行論)」을 추가하여 『제중신편(濟衆新編)』을 완성하였다.

우리는 이제마선생이 유교 철학서인 『격치고』를 완성하는 데는 13년이나 걸렸으나, 사상의학의 원전인 『동의수세보원』은 1년도 안 되는 기간에, 건강한 생활의 지침서라고 할 수 있는 『제중신편』은 3년 정도 걸려서 완성하였다는 데에 주목할 필요가 있다. 여기서 재미있는 사실을 유추해 낼 수가 있으니, 이제마 선생은 유학의 기본 이념을 한의학에 접목하여 사상의학이라는 새로운 학문적 체계를 정립하는 과정에서 그 원전인 『동의수세보원』은 채 1년도 안 되어 완성하였는데, 『동의수세보원』 집필 전 자신의 유학적 철학사상을 새로이 정리한 『격치고』는 장장 13

년이나 걸려서 집필하였다는 점이다.

이러한 사실을 두고 사람들은 "이제마 선생은 유학자로서 유학의 기본 이념인 '지인정기(知人正己)', '수기치인(修己治人)' 방법을 연구하는 과정에서 사상의학을 정립한 것이지, 처음부터 의학체계를 정립하려고 연구한 결과 사상의학이 만들어진 것이 아니다."라고도 한다. 그런 점에서 기존 한의학자들과 달리 '수기치인' 방법을 찾다보니 사람마다 심성의 장ㆍ단점이 이 있어 '수기치인' 방법이 달라져야 할 필요성을 알게 되었고, 그래서 몸과 마음을 닦아 유학의 정신을 실천하려는 것이 의학이 되었다는 것이다. 또한 『격치고』의 첫째 권이 유학(儒學)을 요약한다는 뜻의 「유략(儒略)」인데 이를 두고 이제마 선생의 원래 의도는 사상의학을 만들려고 한 것이 아니라 사상철학을 만들려고 했다는 것이다. 그렇게 하여 만들어진 사상철학 체계를 가지고 새로운 개신 유학을 전개하려고 보니 "인간의 본질은 무엇인가?", "인간이 추구해야 하는 삶의 목표는 어때야 하는가?", "인간이 삶의 과정에서 지켜야할 도리는 무엇인가?" 하는 유학의 실천 윤리적 차원에서 문제를 제기하고 그에 대한 해답을 찾아가는 과정에서 사상의학으로 발전했다는 것이다.[5] 일면 타당하게 들리는 설명이다.

그러나 필자는 다른 견해를 가지고 있다. 『동의수세보원』의 학문적 깊이라던가 그 창의성, 또한 이제마 선생이 『동의수세보원』 「의원론(醫源論)」에 중국에서 고대부터 전해 내려오는 유명한 의서들과 병증약리학을 다룬 본초서(本草書)들을 포함하여 허준 선생의 동의보감에 이르기까지 그 내용들을 상세하게 알고 있었음을 서술하고 있는 사실들에 근거하여, 선생은 이미 『격치고』의 본격적 집필 이전부터 의학에 깊은 관심을 가지고 연구하여 나름대로 한의학 분야에 있어서의 학문적 깨달음과 성취를 이루었음은 물론, 새로운 의학개념으로써의 사상의학 체계를 이미 구상하고 있었다고 필자는 확신한다.

이러한 필자의 견해는 다음과 같이 정리할 수도 있다. 이제마 선생은『격치고』의 「반성잠 · 팔괘잠 총설(八卦箴 總說)」에서 천지만물 및 사업의 분화와 생성과정을 설명하는 내용에 "역(易)에 태극(太極)이 있으니 이것이 양의(兩儀)를 낳고, 양의가 사상(四象)을 낳으며, 사상이 팔괘(八卦)를 낳고, 팔괘가 길흉(吉凶)을 정하며 길흉에서 대업(大業)이 나온다."고『주역(周易)』을 인용한 다음, "태극은 마음(心)이고, 양의는 마음(心)과 몸(身)이며, 사상은 일(事)과 마음(心)과 몸(身)과 만물(物)이고, 팔괘는 일의 처음(始)과 끝(終), 만물의 근본(本)과 지말(末), 마음의 느긋함(緩)과 급함(急), 몸(身)의 앞(先)과 뒤(後)를 말하는 것[6]"이라고 하였다. 유교의 존재론적 차원에서 천지만물의 경우 궁극 존재인 태극을 인간의 경우에는 마음으로 본 것이다.

이는 퇴계 선생이 "천지(天地)의 태극이 사람에게서는 성(性)이고, 천지의 음양(陰陽) · 동정(動靜)이 사람에게서는 곧 심(心)이며, 천지의 금목수화토(金木水火土)가 곧 사람에게는 인의예지신(仁義禮智信)이고, 천지의 화생만물(化生萬物)이 사람에서는 곧 만사(萬事)이다."한 주장[7]과 비교가 된다. 이제마 선생은 인간사의 중심, 곧 궁극 연원(淵源)에 사람의 마음을 둔 것이다. 즉 사람 개개인을 하나의 소우주로 볼 때 그 본체의 중심에 해당인의 마음을 둔 것이다. 이는 "내 마음의 발용(發用)이 곧 천지의 변화이다. 천지자연이 기화이승(氣化理乘)이듯이 인간 존재도 기발이승(氣發理乘)의 존재 구조를 갖는다."고 하며 이를 사람의 성(性) · 정(情) · 심(心)의 기본 구조로 삼은 율곡 선생의 이기론(理氣論)과 유사성이 있다. 어쨌든 모든 인간사의 중심, 인간사의 궁극 연원에 인간의 마음이 있다면 인간에게 발생하는 질병의 궁극 연원도 마음이라는 것이다. 이는 다른 말로 질병도 결국은 마음에서부터 연원되기 때문에 질병의 근본적인 예방이나 치료를 위해서는 그 연원인 마음을 다스려야 한다는 논리이다. 그래서 필자는 이제마 선생이 먼저 '질병을 예방하기 위한 방법'으로 정신적 차원에서 도덕적 완성을 성취하는 방법을 『격치고』에 제시하였고, 다음으로 '발생한 질병을 치료하기 위한 방법'으로 병리학적 차원에서 구체적인 질병의 원인과 현상, 치료방법을 『동의수세보원』에 서술하였으며, 마지막으로 질병을 예방하고 치료하는 궁극적인 목적인 '장수를 누리기 위한 방법'으로 일상생활의 지침으로써 모든 질병의 근원인 심화(心火)를 다스리는 방법과 마음과 몸(心身)의 나태함을 극복하는 방법을 『제중신편』에 제시하였다고 보았다. 요약하자면 이제마 선생은 인간의 즐거움 중 으뜸인 장수를 누릴 수 있는 방법을 인간학 차원에서 사전에 구상하고, 그 내용을 『격치고』·『동의수세보원』·『제중신편』으로 단계적으로 체계화하여 집필하였다는 것이 필자의 견해이다.

이제마 유학 사상의 특징

선생은 『격치고』·『동의수세보원』·『제중신편』 순으로 그의 사상을 정립하는 과정에서 고대에 유가사상의 수양과 입신을 위한 필독서 역할을 담당했던 『시경(詩經)』·『예기(禮記)』·『주역(周易)』등의 경전과, 중국의 송대(宋代)이후 그 자리를 대신해온 유학의 경전인 사서(四書; 論語·孟子·中庸·大學)의 내용·표현 방식·문단 형태·어휘 등을 곳곳에 활용·인용·모방하고 있다.[8] 그가 제일 먼저 집필한 『격치고』는 아예 책 이름부터가 사서의 하나인 『대학』에 나오는 '격물치지(格物致知)'의 줄임말이다.[9] 더 나아가 『격치고』는 사람 본연의 천성과 지켜야 할 바, 즉 성명(性命)을 궁리하여 이해하고, 수기치인으로 자기 수양을 완성하여 사회질서를 성취하는 『대학』의 덕과, 사람이 세상을 살아가는

데 있어서 지녀야 할 치우침도 모자람도 없는 자세와 태도인 『중용』의 도를 자신이 실천함으로써 도덕을 완성하기 위한 경학의 주요 이론과 유학의 근본이념인 '지인정기치인(知人正己治人)'을 다룬 경세학(經世學)의 이론서[10]라 할 수 있다. 그리고 사상의학의 원전인 『동의수세보원』에 나오는 사단론(四端論)·확충론(擴充論)·인의예지(仁義禮智)·희노애락(喜怒哀樂)이란 어휘는 모두 『맹자』에 나오는 말이다. 또한 『동의수세보원』이 유교적 우주론에 바탕을 두고 "태극은 마음이고, 양의는 마음과 몸이며, 사상(四象)은 일과 마음과 몸과 만물"이라는 사심신물론(事心身物論)과, 이 사심신물론[11]과 연관하여 사상이 어떻게 배열되었고 사심신물의 심은 어떻게 폐비간신(肺脾肝腎)을 관장하는가를 나타내는 사유지사상(四維之四象) 하에 전개되어졌다는 점, 아래에서 더 설명하겠지만 그의 사상의학 전개과정이 유학의 기본이념 하에서 이루어 진 점들을 볼 때 이제마 선생은 근본적으로 유학자임을 알 수 있다. 유학의 기본이념인 지인정기치인, 즉 수기치인을 위해 지인(知人)하는 과정에서 사람마다 심성의 장단점이 있어 유학의 정신을 실천하려면 몸과 마음을 닦는 방법이 달라야 하는데, 그러한 개념이 발전하여 사상의학이 된 것이다.[12]

이제마 선생의 철학정신은 위에서 언급한 대로 원시유학(四書三經)의 재해석에서 나온 수기치인의 정신을 바탕으로 하고 있으며, 특히 수기(修己)를 중시하고 있다고 할 수 있다. 수기하기 위한 방법으로 지인정기(知人正己)를 제시하였는데, 「반성잠」에서 성심(誠心)과 경심(敬心)을 각각 존심지계(存心之戒)와 수신지계(守身之戒)로 설명하고 있어, 그의 철학적 배경이 맹자의 치심정기(治心正氣)임을 알 수 있다. 그래서 그는 맹자의 치심정기 정신을 계승 발전시켜 새로운 자신의 정기방법을 터득했다고 볼 수가 있는 데, 그의 새로운 정기방법은 『中庸』의 조화조절(調

和調節) 정신에서 비롯됨을 알 수 있다.[13]

중용은 그 의미가 사실 그리 복잡하지 않으나, 해석의 시각과 실천 방법에 대한 견해 차이로 인해 많은 논의를 야기해 왔다. 주자의 정의에 따르면 '중용이란 치우치거나 기대지 않고 지나침도 모자람도 없는 평상의 이치'를 말한다. 그런데 인간의 실천적 측면에서 중용을 설명한 것이 '중화(中和)'인데, 이때 '中'은 희노애락(喜怒哀樂)의 감정이 일어나지 않는 상태를, '和'는 일어나되 모두 절도에 맞는 것을 말한다. 그래서 '中'은 인성의 정적인 모습이며 '和'는 인성의 동적인 모습을 나타낸다. 다른 각도에서 '中'은 본체(本體) 즉 근본이요 '和'는 운용(運用), 즉 발현의 뜻으로, '中和'는 세계의 질서를 지우는 조화의 기틀로 원래 하늘로부터 부여받은 것을 발현하고 확충하는 것을 의미한다. 따라서 '中和'는 생성과 양육의 원리로서 만물은 이와 같은 조화조절의 원리에 의해 생성하고 자란다고 설명하고 있다. 이 만물의 생성과 양육의 원리인 중용의 조화조절 정신으로 사람은 어떻게 해야 인간 본연의 모습으로 돌아 갈 수 있을까? 사람인 이상 누구에게나 인간적 욕심과 도덕적 본성이 작용할 가능성이 내재해 있다. 그래서 비록 가장 지혜로운 사람이라고 해도 인간적 욕심이 없을 수 없으며, 비록 가장 어리석은 사람이라도 도덕적 본성이 없을 수 없다. 이 양자를 다스리는 이치가 바로 중용의 도에 있는데, 그 방법은 사람의 마음에 섞여 있는 인심(人心)과 도심(道心)을 면밀히 살펴 서로 섞이지 않게 하고, 한결 같이 그러한 마음가짐을 견지하여, 반드시 도심이 항상 자기 자신의 주체가 되게 하고, 인심이 매번 도심의 명을 듣게 하는 것이 하늘이 부여한 본성을 체득하고 발현하는 길이며 이것이 바로 중용의 도를 실천하는 길이라는 것이다.[14]

선생의 정기정신은 그의 저서 『동의수세보원』과 『제중신편』에 '치심치병(治心治病)' 정신과 '치심양생(治心養生)' 정신으로 나타나는데, 이것이 '의학적 정기'와 '생활적 정기'로 실용화되었다고 본다. 즉 이제마 철학의 지인정기 정신은 실용적 응용으로 발전하여 체질적 지인정기론이 나오게 되고, 체질에 따른 생활적 정기론은 그 자체로써 사상적 양생론이 된 것이다. 그런데 선생은 체질의 편차에 따른 치병 중심의 의학적 정기보다는, 일상생활 속에서 인격의 도야와 예방적 양생인 생활적 정기를 중시하여 이를 우위에 두고 있고 있는 것 같다. 사람이면 누구나 일상생활 속에서 필연적으로 마음속에 지니고 있는 주색재권(酒色財權)의 교착지욕(膠着之慾)에 의해 사(詐)를 행하게 된다. 생활적 정기는 이를 극복하기 위해 『동의수세보원』의 「광제설」과 『제중신편』에 언급하고 있는 간약(簡約) · 근간(勤幹) · 경계(警戒) · 문견(聞見)의 덕목을 생활 속에서 실천하는 것이다. 따라서 선생 철학의 궁극적 목적을 호현락선(好賢樂善)과 투현질능(妬賢嫉能)의 호선오악(好善惡惡)을 가장 잘 수행하는 것이라고 한다면, 이를 실천하는 방법이 지인정기(知人正己)인데, 지인정기 방법 중 생활적 정기란 심신(心身)과 사물(事物)의 조화조절(調和調節)을 통해 중용(中庸=中和)에 이름을 말하는 것이다.[15]

살펴본 바와 같이 이제마 선생은 유학의 기본이념을 바탕으로 하여 그의 사상의학 체계를 정립하였음을 알 수 있다. 그러한 이제마 선생의 유학에 대한 인식과 유학 사상에 기초한 사상의학의 체계화는 매우 독창적이라고 할 수 있는데, 이는 유학 사상에 대한 부정보다는 철저한 긍정 속에 유학 사상의 올바른 실천방법을 제시하였다고 하는 것이 정확한 평가라고 할 수 있겠다. 유학은 전통적으로 오랫동안 우리 한국인의 정신과 의식을 지배해온 사상이다. 특히 조선시대에 유학은 국가의 통치이념이었으며, 이때 영향을 가장 크게 미친 유학은 중국 송대의 성리학이었다. 금장태에 의하면 "공 · 맹자의 도통을 송대의 주렴계(周濂溪)와 정명도(程明道) · 정이천(程伊川)이 계승했다는 도통의식에 기초하여 경학 체계와 그 철학적 기초로서 성리학을 확립하였으며, 이를 집대성했던 인물이 주자인데 이들의 학풍을 도학이라 한다.[16]"고 했다.

조선시대의 유학은 크게 理學과 조선후기에 기존 이학을 비판하여 전개된 實學으로 구분되고 理學은 다시 道學과 心學으로 구분된다. 명분과 의리, 理氣 등을 중시하는 道學 중심의 성리학은 점차 현실과 괴리되고 모순이 누적되는 결과를 초래하여 임진왜란·병자호란 등 국가적 위기를 겪으면서 크게 쇠하게 되고 이에 대한 반성과 대처방법으로 등장하게 된 것이 일부에서 '개신유학'이라고 말하는 實學이다. 지규용에 의하면 "실학은 임진왜란을 전후하여 싹트고 영·정조 시대에 전성기를 이룬 학술 사상으로, 그 성격은 첫째 실용적 관심, 둘째 비판적 정신, 셋째 실증적 방법, 넷째 개방적 태도, 다섯째 주체적 입장"이라 했다. 또한 학문방법 면에서의 공통점은 첫째 기존의 권위를 거부하는 자유성, 둘째 경험적·귀납적·실증적인 과학성, 셋째 공소한 관념을 거부하는 현실성 등이라고 했고, 철학적으로는 반성리학적인 동시에 성리학의 보완과 극복이라는 의의를 가지며, 따라서 실학은 경세적 실용성과 함께 의리적 도덕성이 함축되어 있다고도 했다.[17] 과학도의 입장에서 필자도 공감하는 평가이다.

이제마 선생 유학의 특성을 논하기 위해 그의 사상 전개과정을 살펴보자. 선생은 존재의 근원인 태극을 마음(心)으로 규정함으로써 자신의 학문의 1차적인 목표를 존심(存心)에 두고 이에 반대되는 방심(放心)을 가장 부정적인 인간의 모습으로 규정하였다. 그 결과 그는 『격치고』「반성잠」에서 『맹자』「고자상(告子上)」의 귀절을 인용하여 "학문이란 방심을 구하는 것이다."라고 했다. 여기서 우리가 주지해야 한 가지는 선생이 태극을 마음(心)으로 규정하고 그 마음에 연원한 일(事)·마음(心)·몸(身)·만물(物)의 네 가지 요소(四象的 構造)로 모든 인간사를 구성하는 사상적 학문체계를 정립하면서, 모든 존재의 연원인 태극을 理로 규정하고 이를 바탕으로 정립된 주자의 성리학에 대해 어떠한 비판이나 언급을 하지 않았다는 것이다. 그러면서 그는 전통 유학의 기본 이념인 인간중심의 실천윤리를 바탕으로 하여 사상의학을 전개하였다.[18]

이에 대해 이제마 선생이 의학자였다는 사실에 주안점을 두면 우리는 쉽게 그 원인을 찾을 수 있다. 의학은 사람의 생명을 다루는 학문이다. 그래서 의학에서는 기존 권위나 개념적 사고 · 직관적 판단 · 형이상학적 사변 등이 통하지 않는다. 사람의 생명을 다루는 의학은 경험적 · 귀납적 · 실증적인 실사구시 학문이다. 그런데 주자의 맥을 이은 조선 성리학자들과 본체론 · 인성론 등에서의 비생산적이며 비현실적인 사변적 논쟁에 휘말린다는 것은 의학자인 선생에게 전혀 의미가 없는, 관심 밖의 일이 아니었겠는가? 그래서 선생의 학문적 · 사상적 특징을 말한다면 학문적으로는 유학의 기본이념에 그 뿌리를 두고 있으며, 사상적으로는 율곡 선생으로부터 시작되어 정약용 · 한석지 등으로 이어지는 실학파들의 실사구시적인 진리 탐구방법에 공감하고 완전히 자기화함으로써 유학에서 말하는 인간 본연의 실천윤리를 완성하는 방법으로 사상의학 체계를 정립, 새로운 한의학 이론으로 발전시켜 기존의 한의학만으로 규정되는 협의의 한의학을 광의의 생활 한의학으로, 더 나아가 인간학으로까지 발전시켰다고 할 수 있다.

결론적으로 이제마 선생의 유학사상을 요약해서 말하면, 그의 사상이 비록 조선시대의 주류적인 유학사상과는 그 경향을 달리 한다고 해도 유학을 근본으로 해서 전개된 사상이라고 할 수 있다. 이는 그의 철학적 어휘들이 모두 사서(四書)에서 연원함에서도 분명히 알 수 있다. 그의 철학 사상은 기본적으로 유학의 정수를 긍정적으로 받아들인 연후에 유학의 실천 윤리적인 기본이념을 기존의 의학지식과 결합시켜 하나의 새로운 학문체계를 정립한 것으로 평가할 수 있다. 의학은 인간 역사와 함께 인간의 실존적인 문제를 가장 구체적으로 해결하기 위해 발전되어 온 학문으로 그 궁극적인 목표는 건강한 삶에 있다고 할 수 있는데, 선생 역시 그 목표를 건강(長壽)으로 설정하고, 공맹 유학의 실천윤리인 앎과 행함(知行; 선을 알고 악행을 행하지 않는 것)을 그 목표인 도덕의 완성에 의한 인간의 장수를 달성하는 방법으로 전개하고 있다. 그래서 그의 유학적 특성은 공맹 원시유학의 기본이념과 사상을 그대로 받아들이는 과정에서 의학과의 결합을 통해서 경험이나 사실에 의하지 않고 순수하게 사유만을 통해 인식에 도달하려하는 기존 유학의 사변성을 배제하고 의학의 철저한 실사구시적인 방법에 의해 유학의 기본 이념의 성취를 위한 실천방법으로 사상의학 체계를 정립함으로써 새로운 유학의 한 분야를 열었다고까지 할 수 있겠다.[19]

2. 사상의학의 기본사상과 개념

이제마 선생을 이해하기 위해서는 『동의수세보원』의 이해가 필수적이며, 이를 제대로 이해하려면 먼저 선생이 살았던 당시의 시대적 상황인식을 기반으로 해야 한다. 그러나 이제마 선생이 살았던 시대는 불과 100년 밖에 지나지 않았음에도, 그의 사상과 학문을 접하는 현대인들은 그 이상의 시대적 괴리감을 느낀다. 이는 그 동안 수백 년 이상 이어온 전통적인 유교 및 한문 문화가 우리에게서 갑자기 멀어져 간 데서 연유한다고 여겨진다. 그리고 그 원인은 일제 지배시의 철저한 전통문화 파괴, 해방 후 무분별한 서구문화 유입과 기독교 사상의 확장, 한글 전용 정책에 따른 한자 및 그 의미의 망각 등이라고 생각된다.

이에 3장에 제시한 『동의수세보원』 한역본에 대한 이해를 돕기 위하여 당시에 식자들을 지배했던 유학에 바탕을 둔 사상세계와, 그와 관련하여 『동의수세보원』에 사용한 주요 개념들을 먼저 소개하고자 한다. 조선조 말 이제마 선생 생존 당시 정치·사회·사상에 가장 크게 영향을 미쳤던 조선 유학의 사상세계와, 선생이 인용한 유학에 바탕을 둔 주요 개념들을 사전에 이해함으로써 『동의수세보원』 한역본을 읽어 가는데 생소함이 적었으면 하는 것이 필자의 바람이다.

유교사상의 인식세계와 인간관[20]

종교는 일반적으로 두 가지 유형으로 나눌 수가 있다. 그 하나는 유신론(有神論)이며, 다른 하나는 범신론(汎神論)이다. 유신론을 대표하는 그리스도교·이슬람교 등에서는 전형적으로 신(神)은 우리가 존재하는 세계 밖에서 존재하며 세계를 지배하는 인격신으로 간주한다. 반면에 불교나 힌두교·유교 등과 같이 범신론적 종교나 사상이 지배하는 세계에서 신은 세계 안에 있으며 일사일물(一事一物)속에 깃들어 있는 것으로 본다.

유신론의 세계관에서는 성경의 구약에 명시되어 있는 바와 같이 신과 인간·자연은 분명하게 창조주와 피조물의 관계이며, 같은 피조물인 인간과 자연 사이에도 지상의 모든 동식물을 인간의 식물(食物)로 정의한 것과 같이 자연을 인간이 살기 위한 수단으로 본다. 그래서 유신론의 세계관에서는 신과 인간 사이에 단절이 있으며 인간과 자연 사이에도 단절이 있다고 본다.

반면에 범신론적 세계관의 중요한 특징 중의 하나는 신과 인간, 그리고 자연은 연속 관계에 있으며 서로 간에 단절이 없다는 것이다. 범신론의 세계관에서 하늘은 신(神)임과 동시에 머리 위에 있는 천공(天空)이며 자연 그 자체이다. 여기서 우선 신과 자연은 일체이다. 하늘의 신은 자연을 낳음과 동시에 만물 안에 깃들며, 또한 내재한다. 이는 인간의 경우에도 예외가 없어 하늘이 인간을 낳고, 인간 안에 깃들음을 의미한다. 인간 안에 깃드는 하늘이란 무엇인가? 그것은 인간의 천성(天性)을 의미한다. 천성이란 인간 안에 깃들어 있는 하늘을 말한다.

이와 같이 신·인간·자연은 서로 연속하는 것이지만 무엇에 의해 연속적으로 연결되어 있는가? 그 연속의 기초가 되는 것을 氣라고 하는데, 氣란 가스 모양의 미립자(微粒子)로 만물을 구성하는 원자와 같은 것으로 본다. 그 가스 모양의 미립자의 집합이 조밀하지 않을 때에는 가볍기 때문에 떠올라서 천공(天空)이 된다. 그러나 그 집합이 조밀해지면 무거워져서 엉겨 붙고 물·흙·철 등과 같이 액체나 고체로 된다. 인간도 예외는 아니다. 인간은 그 호흡에 의하여 천기(天氣)를 자기 몸 안으로 받아 들여서 피·살·뼈를 만들고 나아가서는 정신까지도 형성한다. 이렇게 천·지·인의 세 가지가 하나의 氣에 의하여 구성되어 있다는 연속적인 우주관은 범신론의 입장에서 자연적으로 도출되어진 결과로써 유교로 대변되는 동양 사상의 근저가 되어 왔다.

이렇게 신은 인간 안에 깃들고 그 인간은 그대로 자연의 일부라고 하는 범신론적 세계관을 배경으로 하는 유교로 대변되는 동양 사상은 모든 것을 융합한 형태로 포착하려 드는 경향이 지배적이다. 그래서 영혼과 육체의 문제에 있어 인간의 정신과 육체가 다 같은 하나의 氣로써 구성되어 졌다는 사상은, 영혼과 육체를 대립의 관계로 보는 그리스도교와 달리 대립관계의 이원(二元)으로 보지 않는다. 물론 양자를 평등하게 생각하지도 않는다. 정신적인 것을 높게 평가하고 육체적인 욕망을 낮추어 보는 일은 있다. 그러나 양자는 질적으로 단절된 것이 아니며 다만 가치의 측면에서 높고 낮은 차이가 있다고 보는 시각이다.

그래서 우리가 알아야 할 것은 '유교를 바탕으로 한 동양적 사고의 저변에는 낮은 가치밖에 없다는 이유로 육체적인 욕망을 금지하려 들지 않는다.'는 것이다. 왜냐면 육욕(肉慾)은 죄악이 아닐뿐더러 정신을 깃들이게 하는 신체를 탄생케 하고 성장·성숙시키는데 필수 불가결의 것이기 때문이다. 『예기(禮記)』에 "음식과 남녀, 사람의 대욕(大慾)이 여기에 있다(飮食男女, 人之大慾存焉)."라는 말이 있는데, 이 말은 식욕과 성욕이 인간에 있어서는 없어서는 안 되는 중요한 욕망이라는 의미로써, 맹자(孟子)가 말한 선정(善政)이라는 것도 결국은 사람들의 대욕을 만족시키는 정치를 말하는 것으로 볼 수 있다. 이와 같이 욕망 자체를 긍정하는 입장의 유교적인 사상이 지배하는 사회에 '금욕(禁慾)' 사상은 존재하지 않는다. 다만 그 지나침을 경계하는 '절욕(節慾)'이 있을 뿐이다.

또한 유교적 사상의 바탕에는 선과 악의 사이에도 근원적인 대립이 없다. 성선설을 주창한 맹자에 의하면, 선천적으로 본성이 착한 인간이 왕

왕 못된 짓을 하는 수가 있는데, 그것은 환경 따위의 거부적 조건에 기인하는 것이며 그 조건만 개선되면 자연히 선해진다고 한다. 악은 선에 대립하는 독자적인 원리가 아니며, 선이 불완전한 상태에 놓여 졌을 때에 악으로 된다는 것을 의미한다. 다른 각도로 말하면 악이란 불완전한 선이라는 의미이기도 하다.

이상과 현실 사이에도 유교에 바탕을 둔 동양적 사고방식으로는 본질적인 단절이 없다. 서양적 사고방식으로 이상은 현실과 떨어진 곳에 존재하며 바로 그 때문에 이상이라 말한다고 한다. 그런데 동양적 사고방식으로는 이상은 현실과 가까운 곳에 있다고 생각한다. 그 예로 맹자는 "도(道)는 가까이에 있는데도 이를 멀리서 구한다."고 했다. 진리는 가까운 곳에 있는데 사람들은 이것을 멀리 떨어진 곳에서 구하려 한다는 의미이다. 동양적 사고방식으로 이상은 현실을 벗어난 높고 먼 곳에 있는 것이 아니고, 비근한 현실에 입각한 곳에 있다. 아니 이상은 이미 현실 속에 부분적으로 포함되어 존재하는 것으로까지 본다고 할 수 있다. 그래서 유교를 사상적 배경으로 하는 동양인들은 언제든지 이상적 세계를 말할 때에는 과거 요순(堯舜) 시대를 언급한다. 그것은 그들의 심신에 배인 습관에 기인하는 것으로 볼 수도 있지만, 다른 시각에서는 이상과 현실을 연속관계로 보는 사고에서 나왔다고도 할 수 있다. 이상세계를 과거의 어느 시점에 두면 그 이상은 일찍이 한 번 실현되었었다는 것의 증명이 되고 현실성을 보증 받는 것이 되기 때문이다. 그래서 유교를 사상적 배경으로 하는 동양인들이 말하는 현실주의는 '이상을 버리고 현실을 취한다'는 의미가 아니라, '이상을 현실 가까이에 두고 이상을 현실 속에서 구하는 것'을 말하는 것이라고 할 수 있다.

이처럼 하늘이 비인격화된 존재로 만물 가운데 내재한다는 인식은 범신론적 세계관 · 연속적 세계관을 성립시킴으로써, 이를 바탕으로 하는 유교를 사상적 배경으로 하는 인식세계에서는 하늘과 인간·자연을 단절된 관계가 아닌 연속적인 관계로 보고 있으며, 영혼과 육체·선과 악·이상과 현실 등을 상호 의존적 관계로 보고 있다.

이와 같이 인간에게 항상 경외의 대상이기도 한 하늘 신의 비인격화는 범신론적 세계관을 형성하였으며, 유교를 사상적 배경으로 하는 동양인들의 인간관에 기초가 되는 천성(天性)과 천명(天命) 사상을 탄생시켰다. 하늘이 만물 속에 내재하고 일사일물(一事一物) 속에 깃드는 것이라면 만물의 하나인 인간에게 깃드는 하늘이란 무엇인가? 그것이 일명 '性'이라고 불리고 있는 '천성(天性)'이다. 그래서 사람에게도 하늘이 性으로 깃들어 있다고 보는 시각에서 맹자의 성선설은 당연한 귀결이라고 할 수 있다. 하늘은 원래 선 바로 그 자체이므로, 그것이 인간의 내면에 들어와 천성이 되었다면 천성은 선 이외에 아무 것도 될 수 없다. 그래서 맹자의 성선설이 오랫동안 유교의 정통 사상으로 맥을 이어온 것은 범신론을 배경으로 하는 세계관하에서는 참으로 당연한 일이라 할 수 있다.

그런데 하늘은 인간 속에 깃들어 천성만으로 완전히 내재화하고 말았느냐 하면 그렇지만은 않다. 하늘은 여전히 초월적인 측면에서 인간의 밖에 존재하는 것이라는 인식이 병존한다. 인간 밖에 존재하여 인간을 밖에서 제약한다는 개념의 인식, 즉 천명(天命) 사상이다. 천명의 본래 뜻은 '하늘 신의 명령'이라는 의미이다. 그러나 하늘의 인격성이 약해져 비인격화되면서 천명의 뜻도 자연히 변하여 '운명(運命)'이란 의미를 갖게 되었다. 운명이란 인간 존재의 상태를 외부에서 규정하는 일종의 힘을 말한다. 그것은 하늘에 의한 힘이기 때문에 인간의 힘으로는 어떻게 할 수 없다는 성질을 지니고 있다. 그러한 뜻을 의미하는 것으로 '인사를 다하고 천명을 기다린다(盡人事待天命).'는 말이 있다. 인간이 할 수 있는 일은 그 전력을 쏟는 일 뿐이며, 일의 성·불성(成·不成)은 인력을 초월한 운명에 의하여 결정된다는 것이다. 이 말의 출처는 불분명하지만, 안자춘추(晏子春秋)에 "인사(人事)를 다하였으니 하늘을 기다릴 따름이다."등이 있는 것을 보면 예로부터 있었던 사상으로 사료된다. 이 운명으로서의 천명(天命)사상은 유교를 사상적 배경으로 하는 동양인의 의식 속에 깊이 침투해 있다.

천명을 운명이란 의미 하에 천명에 그냥 따른다는 것은 확실히 소극적인 면이 있다. 그러나 천명에 대해서는 또 하나의 해석이 있다. 그것은 드문 경우이기는 하지만 천명을 '사명(使命)'의 뜻으로 받아들이는 경우이다. 원래 천명이 사명의 뜻으로 쓰일 소지는 일찍부터 있었다. 그것은 천명을 받아야 만이 누구도 임금이나 천자가 될 수 있다는 의식이 사람들에게 있었기 때문이다. 결국 하늘의 명이 있어야 임금이나 천자가 될 수 있다는 것은 곧 하늘의 사명을 받아야 될 수 있다는 것을 의미한다. 이러한 사람들의 사명에 대한 사고는 하늘이 인격성을 상실한 뒤에도 그대로 계승되어 천명에는 '운명'과 '사명'의 두 뜻이 포함되어 있다. 운명의 개념일 때는 "자기에게는 이 이상의 것은 할 수 없다."는 한계의식이 강하게 느껴지고 그만큼 소극적인 태도에 결부되기 쉽다. 반면에 사명의 개념일 때는 "이것만은 어떻게 해서든 해내야만 한다."는 적극적인 태도에 결부된다. 양자는 심리적으로 상반되는 방향을 가리키는 말이다. 한 단어가 상반되는 두 가지 의미를 가지게 되면 혼란을 초래할 수가 있는데, 그 한 예로 『논어(論語)』「위정편(爲政篇)」의 "50세에 천명을 알았다(知天命)."는 구절을 놓고, 한대(漢代)이후 현재까지 학자들 사이에 벌여 온 "여기의 천명이 운명인가 아니면 사명인가?"하는 논란이다.

어쨌든 인간의 내부에는 천성이 깃들어 있고 천성이 깃들어 있는 인간의 삶, 즉 현실은 천명의 제약을 받아야 한다. 이와 같이 性과 命은 불가분의 관계가 있다는 데서 '性命'이라는 단어가 생기게 된 것이다. 현재 우리가 쓰고 있는 생명이라는 말은 이 性命이라는 말이 진화한 것이라고 할 수 있는데, 이로 미루어 性命이란 바로 내외 양면으로 하늘에 의하여 구성된 인간 존재를 가리키는 말이라 할 수 있다.

◉ 퇴계 이황(退溪 李滉)의 철학사상[21]

이기(理氣)에 대한 견해

퇴계선생의 철학적 입장은 윤리적 측면에서 문제를 보았다는 것이다. 그 이유는 사화(士禍)시대를 살았던 시대적 배경에서 그 연원을 찾을 수가 있다. 그의 나이 4세에 갑자사화(甲子士禍)가 일어났고, 19세에 기묘사화(己卯士禍)가, 45세에 을사사화(乙巳士禍)가 일어났다. 거의 반세기에 걸쳐 일어난 사화는 수많은 사람들의 희생을 가져왔고 인륜 질서의 파괴를 초래하게 되었다. 불의가 정의를 짓밟고, 패도가 왕도를 자처하고, 소인배가 군자를 내쫓고 국정을 전횡하였다. 이러한 불의·비의리의 시대에 퇴계는 학문과 교육을 통해 그 시대의 전도된 가치 질서를 바로잡고자 하였다고 할 수 있다. 따라서 퇴계의 관심은 윤리적인데 있었다. 어떻게 하면 본심을 존양(存養)하며, 금수와 구별되는 인간의 존엄을 유지하느냐 하는 것이 그의 관심사였다.

그래서 퇴계에게는 "무엇을 아느냐?" 하는 문제보다 "어떻게 사느냐!"의 문제가 더욱 중요했다. 존재 문제보다는 당위 문제, 앎의 문제보다는 삶의 문제, 논리적 적합성보다는 윤리적 정당성의 확보가 그의 철학적 과제였다. 따라서 퇴계는 理란 알기 어려운 것이 아니라 행하기가 어려운 것이고, 행하기가 어려운 것이 아니라 능히 힘써 쌓아 오래도록 지키는 것이 더욱 어려운 것이라 하였다. 이러한 관점에서 퇴계는 氣보다 理에 더 큰 관심을 갖게 되었다. 理에 있어서도 '所以然之理; 그러한 까닭의 이치'의 측면보다는 '所當然之理; 마땅히 그러한 바의 이치'에 관심을 가지고 접근함으로써 순수 의리학적 특성을 갖게 되었다. 아울러 퇴계는 그의 이기론과 인성론에 있어서도 순수선(純粹善)의 절대성, 理의 신성성(神性性)을 확보하기 위하여 氣와의 구분을 분명히 하였다.

이기이원론(理氣二元論)

퇴계는 주자와 같이 세상의 모든 존재는 理와 氣로 되어 있다고 보았다. 천하에 理 없는 氣가 없고 氣 없는 理가 없다. 죽은 나무와 흙과 먼지까지도 氣가 없는 것이 없고, 氣가 있으면 그 理도 있다. 사람의 한 몸도 理와 氣가 합해서 생겨났으며, 사단칠정(四端七情)이 모두 理와 氣로 되어 있다. 이와 같이 퇴계의 성리학은 이기이원론(理氣二元論)을 전제한다.

그러면 理는 무엇이고 氣는 무엇인가? 理는 形而上者로서 어떤 존재의 이치요 원리이다. 따라서 理는 太極, 또는 道와 같은 의미로 사용되기도 한다. 이는 위에서 언급한 바와 같이 '그러한 까닭의 이치'와 '마땅히 그러한 바의 이치'로 구별되는데 전자는 존재의 원리요, 후자는 당위의 원리이다. 그런데 퇴계는 존재 원리의 측면보다는 당위 원리의 측면에 더욱 관심을 가졌던 것으로 보인다. 또한 理는 절대 理와 상대 理로도 구별되는데, 절대 理란 氣와 관계없이 설정되는 초월적인 理를 말하며, 상대 理란 이기이원의 구조 하에서 氣속에 내재되어 있는 理를 말한다. 절대 理에서는 氣가 理에 하등 영향을 미칠 수 없지만 상대 理에서는 理도 氣에 의해서 국한되게 되어 있다. 그러나 퇴계 성리학에서의 특징은 상대 理보다는 절대 理에 치중하고 理의 초월성을 인정하고 있다는 것이다.

또한 氣보다 앞서 있는 理를 긍정함으로써 퇴계는 한걸음 더 나아가 '이생기(理生氣)'의 논리로까지 비약한다. 그는 주렴계(周濂溪)의 '태극동이생양(太極動而生陽)'을 태극을 그대로 理로 보아 '이동이기생(理動而氣生)'으로 논리를 전개함으로써, 理가 움직여서 기를 낳는 것으로 해석한다. 이렇게 되면 理는 氣의 존재적 근거가 될 뿐만이 아니라 理一元論으로 이해될 수도 있다. 왜냐하면 氣는 理로부터 생성된 것이요, 理는 氣의 생성론적 근거가 될 수 있기 때문이다. 그래서 퇴계는 이기이원의 구조를 전제하지만 '이동이기생(理動而氣生)'을 인정하는 한, 氣는 理에 의해 파생되는 2차적 존재가 될 수밖에 없다. 이와같이 퇴계 성리학에서 보이는 논리적 흠결은 사회적 문제를 윤리적 측면에 치중해서 보는 理우위의 철학적 입장을 고려할 때 불가피한 것으로 이해할 수밖에 없다.

그리고 퇴계는 그가 쓴 『퇴계전서』 「권 18」에서 "감정이나 의지의 조작이 없는 것은 理의 본연한 체(體)이며, 그 만남에 따라 발하여 나타나 이르지 아니함이 없음은 이 理의 지극히 신령한 묘용이다. 전에는 다만 본체의 작위 없음만 보고 오묘한 작용의 능히 드러나 유행함을 알지 못해서 理를 거의 죽은 것으로 인정한 것 같으니 그 도리에 어긋남이 또한 너무 멀지 않은가?"라고 理를 본체 상에서는 발하지 않는 것이나, 작용의 측면에서는 발하는 것으로 설명한다. 이러한 퇴계의 이발(理發) 주장은 주자나 율곡과 다른 점인데, 퇴계성리학의 특징이자 역시 문제점으로 지적이 된다. 더욱이 "사단은 理가 발함에 氣가 따르는 것이다(四端理發而氣隨之)."라고 본체와 작용의 엄격한 구별없이 理의 발용을 보편적으로 적용하고 있어 논란의 여지를 갖게 된다. 물론 여기서 理發의 發은 대개 양심의 발동, 순수한 선으로서의 사단이 직접 나옴으로 이해되지만, 퇴계는 理의 발용과 氣의 발용을 함께 사용하고 있어 理發의 發과 氣發의 發을 동일한 것으로 이해할 수밖에 없다. 결과적으로 理가 발하는 것이라면 氣와 다를 바 없게 되기 때문에 理氣 개념의 혼동을 초래하게 된다.

그러면 퇴계에 있어서 氣란 무엇인가? 理가 형이상자로서 원리라면 氣는 형이하자로서 그릇(器)과 같다. 모양과 형기가 있으면서 위아래 사방 안에 가득 찬 것이 모두 그릇이요, 그 그릇 속에 갖추어 있는 理가 곧 道이다. 따라서 퇴계가 말하는 氣란 理를 담는 그릇과 같고 理가 실려 있는 바이다. 또한 태극이 理로 이해되듯이 음양이 그대로 氣로 이해된다. 氣는 동정(動靜) 작용을 갖는 것이요, 발하는 것이다. 氣는 형상이 있기 때문에 한량(限量)이 있다. 따라서 氣는 가변성(可變性)을 갖고 국한성(局限性)을 갖는다. 이러한 氣의 개념은 주자의 氣와 다를 바가 없다.

인성론

퇴계 성리학의 특징 중의 하나는 인성론 중심이라는데 있다. 이는 한국 성리학의 특징이기도 하지만, 특히 퇴계는 인간의 심성 문제를 숙고하는 가운데 그의 이기설(理氣說)을 전개하고 있다. 퇴계는 본래 정이천의 '성즉리(性卽理)'의 입장에서 心의 理가 곧 性이라고 본다. 心의 理란 곧 인간의 본성을 의미하는데 이는 본연지성(本然之性)을 말한다. 퇴계에 의하면 기질(氣質)을 섞지 않고 말하면 본연지성이 되고, 기질에 나아가 말하면 기질지성(氣質之性)이 된다. 따라서 본연지성은 기질을 제외한 순수한 理이므로 순수한 선이 되지만, 기질지성은 氣 또는 기질을 섞어 말하기 때문에 혹은 선할 수도 있고 혹은 악할 수도 있다. 퇴계는 그의 윤리적 입장에 따라 본연지성의 순수한 선을 강조하고 그것을 기질지성의 상대적 선과 구별한다.

그러한 퇴계의 철학적 태도는 四端七情에 대한 견해에서도 마찬가지로 나타난다. 그에 의하면 사단도 칠정과 마찬가지로 하나의 정이다. 사단이란 맹자의 측은지심(惻隱之心), 수오지심(羞惡之心), 사양지심(辭讓之心), 시비지심(是非之心)을 말하고, 칠정이란 『예기』의 희(喜), 노(怒), 애(哀), 락(樂), 애(愛), 오(惡), 욕(欲)을 말한다.[1] 퇴계는 기대승(奇大升)과의 논쟁에서 사단과 칠정의 존재 구조를 "사단이란 理가 發함에 氣가 이를 따르는 것(四端 理發而氣隨之)"이고, "칠정이란 氣가 發하매 理가 이를 올라타는 것(七情 氣發而理乘之)"이라고 설명한다. 사단은 心의 理인 선한 본성이 직접 발동하는 것으로, 氣는 理에 전혀 영향을 미치지 못하고 형식적으로 따라가는 데 지나지 않는다. 칠정은 발하는 氣 위에 올라탄 理가 주재 능력을 발휘하느냐 못하느냐에 따라 선악이 달라진다. 理의 주재에 따라 氣가 발동하면 선한 정이 되고, 氣가 理의 주재를 무시하고 멋대로 발동하면 악이 된다. 따라서 칠정은 선할 수도 있고 악할 수도 있다고 하여, 퇴계는 순수한 선과 칠정의 상대적인 선을 구별했다. 이에 따라 퇴계는, 기대승이나 율곡이 인간의 정을 칠정 하나로 보고 그 가운데 순선(純善)의 정이 사단이라고 보는 것과는 대조적으로, 사단과 칠정의 존재 구조를 달리 보았다.

그러면 퇴계는 인심(人心)과 도심(道心)을 어떻게 보았는가? 그는 인심(人心)은 형기(形氣)에서 나온 것이고, 도심은 성명(性命)에 근원한 것이며, 합해서 말하면 도심은 인심 사이에서 섞여 나온 것인데, 실은 상자상발(相資相發)해서 판연히 두 가지 것이 될 수 없는 것이라 한다. 즉 도심은 마음의 이성적 측면을 가리켜 말한 것이고, 인심은 마음의 감성적

---

1) 『中庸』에서는 情을 喜怒哀樂의 4정으로 분류하고 있음

측면을 말한 것이다. 그런데 퇴계는 인심이 인욕의 근본이 된다는 이유에서 인심을 곧 인욕으로 보았다. 인간이 인욕에 이끌리면 천도와 의리를 배반하며 악을 초래하는데 바로 이러한 인욕이 인심으로부터 발생하기 때문이다. 따라서 심학(心學)이 비록 여러 갈래이지만 요체는 "인욕을 막고 천리를 보존하는 것(遏人慾 存天理)"이라 했다. 이와 같이 퇴계는 인심을 인욕과 동일시하고 도심을 강조하였다. 이는 기질지성보다 본연지성을, 칠정보다 사단을 더욱 중요시 하는 그의 일관된 윤리적 입장에서 연유한 것으로, 하늘로부터 부여받은 선한 본성을 오로지 지키고 존양함으로써 윤리적 정륜(正倫)의 실현과 함께 올바른 가치 질서를 정립하고자 한 것이라 할 수 있다.

◉ 율곡 이이(栗谷 李珥)의 철학사상[22)

이기론

율곡 선생은 이 세계를 理와 氣로 구성되어진 세계로 본다. 理는 무형(無形), 무위(無爲)의 형이상자(形而上者)로서 일체 모든 존재가 그러한, 존재할 수 있는 까닭이다. 理는 氣의 주재가 되고, 氣는 理의 탈 바가 된다. 理가 아니면 氣가 근저(根柢)할 바가 없고, 氣가 아니면 理가 의착(依着)할 곳이 없다. 또한 理는 형상이 없으므로 언제 어디서든지 두루 통할 수가 있고, 氣는 형상이 있으므로 언제 어디서든지 국한된다. 따라서 理가 보편성을 갖는다면 氣는 특수성을 갖는다. 또한 발하는 것은 氣이지만 발하는 까닭은 理이다. 氣가 아니면 발할 수 없고, 理가 아니면 발할 바가 없다. 이렇게 볼 때 理와 氣는 이 세상의 존재에 있어 반드시 있어야 할 존재로서 양자는 대등한 가치를 갖는다. 왜냐하면 理나 氣 어느 하나만으로는 이 세상 어떤 존재도 있을 수 없기 때문이다. 이와 같이 전혀 다른 두 개의 독립된 실체가 이 세상만사 만물을 존재하게 한다고 믿는다. 율곡에 의하면 理 없는 氣도 없고 氣 없는 理도 없어서, 理氣는 본래 떨어질 수 없는 하나로 있다. 理氣는 본래 합한 것이니 비로소 생긴 때가 있지 않다. 理氣는 본래 하나의 존재 양상으로 있다. 그러나 하나로 있다고 해서 理가 氣이고 氣가 理인 것은 결코 아니다. 이와 같이 둘이면서 하나로 있고 하나로 있으되 둘인 理氣의 관계를 율곡은 이기지묘(理氣之妙)라는 말로 표현하였다. 이기지묘는 理氣의 묘합이란 말로 理氣가 시간적으로 선후(先後)가 없고 공간적으로 이합(離合)이 없는 묘합의 존재 구조임을 의미한다. 理氣가 오묘하게 합해 하나로 있는 그 경지는 보기도 어렵고 설명하기도 어렵다. 이 理氣之妙處, 理氣之妙體의 체인(體認)이야말로 율곡 성리학의 관건이다.

위에서 설명한 바와 같이 퇴계는 사단을 이발이기수지(理發而氣隨之), 칠정을 기발이이승지(氣發而理乘之)라 하여 두 개의 다른 존재 구조를 주장하지만, 율곡은 理發而氣隨之는 그릇된 존재 구조로 보고, 사단과 칠정의 존재 구조를 설명함에 있어 오로지 氣發理乘 개념만을 인정한다. 율곡은 천지의 변화에 理化·氣化가 없듯이, 내 마음 또한 理發·氣發이 있을 수 없다고 퇴계의 호발체계(互發體系)를 반박한다. 氣發理乘이란 發하는 氣 위에 理가 올라 탄 상하의 구조이다. 율곡은 자연 세계나 인간 세계를 막론하고 일체 존재의 존재 구조를 氣發理乘으로 일관하여 설명한다. 그가 기발이승을 말하는 1차적 논거는 '理無爲 氣有爲'라는 理氣 개념에 근거한다. 즉 氣는 發하지만 理는 發하지 않는다. 理는 그 자신은 발하지 않지만, 氣發의 원인이 되고 주재가 된다. 이와 같이 理發을 부정하고 氣發理乘으로 존재 구조의 형식을 삼는다. 氣가 발함에 理가 탄다고 할 때 氣發과 理乘은 동시적이다. 또 공간적으로도 이합(離合)이 없다. 본래부터 둘이 아닌 하나로 있는 묘합 구조를 氣發理

乘이란 말로 표현한다. 여기에서 理乘의 乘은 단순한 의미가 아니라 氣의 동정(動靜)을 주재하는 理의 근저적(根柢的) 의미를 갖는다. 따라서 氣發理乘은 존재 자체의 표현이며 理氣之妙의 다른 표현이고 율곡이 주장한 理通氣局의 다른 표현이기도 하다.

그러면 理通氣局이란 무엇을 말하는가? 理通氣局이란 '理는 무형, 氣는 유형' 이라는 사실을 전제한 理氣 개념에서 출발한다. 理가 무형하다 함은 理가 시·공간의 제약을 받지 않는 보편성(普遍性)을 가졌다는 의미이고, 氣가 유형하다 함은 氣가 시공간의 제약을 받는 국한성(局限性)을 가졌다는 의미이다. 따라서 理通氣局이란 理는 언제 어디서나 두루 통하고(理通), 氣는 언제 어디서든지 한계지어 지고 국한된다(氣局)는 의미이다.

인성론

인성론이란 인간 존재의 성품, 즉 내면 구조를 철학적으로 구명하는데 목적이 있다. 인간은 과연 어떤 존재인가? 인간의 본질은 무엇인가? 성리학에서는 이러한 문제들을 理氣 개념을 도입하여 설명하는데, 율곡은 천일합일(天人合一)의 관점에서 인성론을 전개한다. 율곡에 의하면 "인간은 천지지수(天地之帥: 理)를 품수(稟受)하여 성(性)으로 삼고, 천지지색(天地之塞: 氣)을 나누어 형(形)으로 삼는다. 그러므로 내 마음의 발용이 곧 천지의 변화이다. 천지의 변화에 두 근본이 없으므로 내 마음의 발용에도 두 근원이 없다. 따라서 천지자연이 氣化理乘이듯이 인간 존재도 氣發理乘의 존재 구조를 갖는다."고 했다. 이는 달리 말하면 理氣之妙인데, 율곡의 성(性)·정(情)·심(心)의 기본구조가 모두 이를 근본으로 삼는다.

율곡의 인간의 性에 대한 견해를 보면, 먼저 그의 理와 性의 개념 구별에서 부터 시작된다. 성리학에서는 性을 천지지성(天地之性: 本然之性)과 기질지성(氣質之性)으로 구별하여 설명한다. 율곡에 의하면 "性은 理氣의 합이다. 대개 理가 氣 가운데 있은 연후에 性이 된다. 만약 형질 가운데 있지 않으면 마땅히 理라 해야지 性이라 하는 것은 옳지 않다. 다만 형질 가운데에 나아가 단지 그 理만을 가리켜서 말한다면 본연지성이다. 본연지성은 氣와 섞일 수 없다."고 했다. 이와같이 율곡은 性을 理氣之合 또는 理氣之妙로 보기 때문에 형질 중에서 性을 파악하는 관점이 선다. 형질을 떠나 있는 것은 理이지 性이 아니다. 본연지성이란 단지 형질 중에서 理만을 가리켜 부르는 이름으로 氣가 배제된 순수리(純粹理)를 의미한다. 이는 율곡이 기질지성 하나만을 性으로 보며 본연지성의 性을 理로 이해함을 의미한다. 따라서 퇴계가 주장한 대로 본연지성과 기질지성은 두 性이 아니라, 기질 위에 있는 그 理만을 가리켜 본연지성이라 하고 理와 기질이 묘합된 것을 기질지성이라 하는 것이다. 따라서 본연지성은 기질을 겸해 말할 수 없으나 기질지성은 오히려 본연지성을 겸할 수 있다. 이러한 인성에 대한 관점은 '성즉리(性卽理)'의 관점에서 천지지성·천명지성·본연지성만이 참다운 의미의 性이고, 군자의 입장에서 기질지성은 性이라 할 수 없다는 입장의 정이천·퇴계의 관점과 다르다.

장횡거·정명도·이율곡으로 이어지는 기질지성 중심의 성론(性論)은 '성즉기(性卽氣)'를 근본 바탕으로 한다. 이러한 율곡의 기질지성 중심의 성론은 인간을 천지지리(天地之理)와 천지지기(天地之氣)의 묘합체로 이해하는 그의 입장에서 연유한다. 우주 자연이 그렇듯이 인간 존재자체를 性과 形, 수(帥)와 색(塞), 理와 氣의 묘합적 존재로 파악하기 때문에 氣를 떠난 인간의 性을 말하기 보다는 理氣가 오묘하게 합해 있는 性을 일컫게 된다. 아울러 이러한 율곡의 성론은 현실적인 인간을 중심으로 性을 말하는 것이지 관념적인 性이나 개념적인 性을 일컫는 것은 아니다. 이것은 결코 현실과 괴리되지 않고 관념적 한계를 극복할 수 있는 율곡철학의 특성을 보여주는 것이다.

율곡의 사단과 칠정에 관한 견해는 어떠한가? 율곡은 사단·칠정의 구조 역시 기발이승으로 보았다. 사단도 정(情)이고 칠정도 정(情)이다. 율곡에 의하면 性이 氣를 타고서 움직인 것이 情이다. 율곡은 퇴계의 사단칠정론에 대해 비판적이다. 그의 견해는 다음과 같다고 할 수 있다. 퇴계는 사단과 칠정을 두 가지로 보는데 율곡은 칠정을 사단 속에 포함한다. 퇴계는 사단의 구조를 '理發而氣隨之', 칠정의 구조를 '氣發而理乘之'라고 하여 이중의 존재 구조로서 설명하는데, 율곡은 사단·칠정을 모두 氣發而乘의 존재 구조로 본다. 또한 퇴계는 사단을 '理發而氣隨之'라고 표현하는데 율곡은 이발(理發)을 부정하며, '理發而氣隨之'의 표현 형식 또한 시간적 이선기후(理先氣後)를 면할 수 없기 때문에 옳지 않다고 본다. 그리고 퇴계가 사단을 주리(主理), 칠정을 주기(主氣)라고 주장하는데 대해서도 율곡은 사단을 주리라고 하는 것에 대해서는 동의하지만, 칠정을 주기라고 하는 것에 대해서는 부정한다.

그러면 사단과 칠정, 본연지성과 기질지성, 인심(人心)과 도심(道心)의 관계에 대한 율곡의 견해는 어떠한가? 율곡에 의하면 사단과 칠정은 본연지성, 기질지성과 같다. 본연지성은 기질을 겸해서 말할 수 없으나, 기질지성은 오히려 본연지성을 겸할 수 있다. 따라서 사단은 칠정을 겸할 수 없으나 칠정은 사단을 겸할 수 있다. 이와 같이 율곡은 기질지성 속에서 본연지성을 본 것처럼 칠정 속에서 사단을 이해한다. 그것은 性이 하나이듯이 情도 하나라는 것이요, 情은 性의 발용(發用)에 지나지 않기 때문이다. 아울러 그는 사단은 오로지 도심을 말하고, 칠정은 인심과 도심을 합해서 말하는 것으로 본다. 퇴계와 같이 사단은 도심, 칠정은 인심에 각각 배속하는 것이 아니라 칠정은 인심·도심·선악의 총명으로 파악하고, 사단은 도심과 인심의 선(善)을 의미한다고 생각하는 것이다. 여기에서 도심을 사단으로 파악함은 물론 인심 중의 선을 도심과 같은 사단으로 보아 인심을 인욕(人慾)으로만 돌리지 않는 율곡의 입장을 볼 수가 있다. 따라서 사단을 도심이라 하는 것은 옳지만, 칠정을 인심이라고만 부를 수는 없다. 칠정 외에 다른 정이 없는데, 만약 인심만을 가리켜 말한다면 이는 반만 취하고 반은 버리는 것이 되어 올바른 파악이 될 수 없기 때문이다.

이렇게 볼 때 율곡의 사단칠정론은 윤리적 입장에서 理氣의 분별과 사단·칠정의 엄격한 분별을 강조하는 퇴계와는 달리 우주 자연과 인간을 기발이승의 구조로 합일시켜 보는 그의 철학적 입장에 의해 차이가 나는 것이다. 율곡은 사단의 선(善)도 중요하지만 칠정의 중절(中絕)된 선 또한 중요하다는 입장이다. 실제적으로 현실적 인간의 입장에서는 칠정을 어떻게 理의 주재에 따라 氣가 발하도록 하느냐 하는 것이 중요한 문제라고 할 수 있지 않은가?

다음은 율곡의 인심(人心)과 도심(道心)에 대한 견해를 보자. 인심 도심에 관한 문제는 율곡 성리학의 중요한 비중을 차지한다. 율곡에 의하면 "만약 인심 도심에 투철하지 못하면 理氣에도 투철할 수 없다. 이기지묘를 밝게 통견했다면 인심 도심에도 근원이 없음을 미루어 짐작할 수 있다."고 했다. 인심 도심의 원리를 아는 것과 理氣의 원리를 아는 것은 둘이 아닌 하나이다. 왜냐하면 근본적으로 천인 일체요 천인 일관이기 때문이다. 다만 그 천이 인간을 통해 내면화되어 있으므로 구체적으로 알게 되는 계기는 인간에 있다. 율곡은 이렇게 심오한 천인합일의 경지에서 이기지묘를 체오(體悟)하여 인심·도심에 두 근원이 없음을 밝혔다고 우계 성혼(牛溪 成渾)에게 고백한 바 있다.

그런데 인심과 도심은 어떻게 구별되는가? 율곡에 의하면 인심이나 도심은 결국 하나인데 이름이 다른 것은 "마음이 어떠한 의지적 정향(定向)을 갖고 작용하느냐"에 따라 구별된다는 것이다. 즉 인심과 도심이 비록 두 이름이나 그 근원은 단지 한 마음인데, 발함에 있어 이의(理義)를 위한 것과 식색(食色)을 위한 것이 있기 때문에 발함에 따라 이름이 달라지는 것이다. 여기에서 도의(道義)를 위해 발한 마음이 도심이고, 식색을 위해 발한 마음이 인심이다. 이처럼 그 근원에 있어서는 한 마음으로 동일하지만 인심과 도심의 양변으로 대별된다.

율곡의 인심 · 도심설은 주자설의 영향을 받은 것인데, 心의 허령지각(虛靈知覺)은 하나이나 인심과 도심이 다른 것은 혹 형기의 사사로움(形氣之私)에서 생기고, 혹 성명의 바름(性命之正)에 근원하여 지각이 같지 않기 때문이다. 혹 위태해서 불안하고 혹 미묘해서 보기가 어렵다. 주자의 "혹은 형기의 사사로움에서 생기고 혹은 성명의 바름에서 근원한다."는 말에 대해 퇴계와 율곡은 견해를 달리했다. 퇴계는 초기에 성명(性命)의 바름에서 근원한 도심은 안에서 나오는 것으로 보아 사단이라 하고, 형기(形氣)의 사(私)에서 생긴 인심은 밖에서 느낀 것으로 보아 칠정이라 했다. 그러나 율곡은 인심 · 도심이 모두 안에서 나오는 것인데 그 움직임은 모두가 밖에서 느껴 말미암는 것이라 한다. 즉 율곡은 본원상에 있어서는 인심과 도심이 하나지만, 주자의 '혹생혹원(或生或原)'을 모두 발한 것으로 보고 입론한 것으로 여기에서 인심과 도심이 구별된다고 본다. 퇴계는 도심과 인심을 각기 내출(內出)과 외감(外感)으로 보아 理發 · 氣發의 이원으로 보지만, 율곡은 인심이나 도심을 모두 氣發理乘一途로 이해한다.

율곡은 이기지묘의 입장에서 도심 또한 인심과 마찬가지로 氣와의 관계 속에서 발용(發用)되는 마음(心)으로 보았다. 율곡에 의하면 마음(心)은

理氣가 혼융하여 원래 떨어질 수 없는 이기지묘로서, 그 마음(心)의 동정(動靜) 현상은 發하는 氣와 그 기발의 까닭이 되는 理로서 가능하다. 도심이 發하는 것은 氣지만 성명(性命)이 아니면 도심이 생길 수 없고, 인심의 본원은 理지만 형기가 아니면 인심이 생길 수 없어, 인심과 도심이 모두 理氣를 떠나는 것이 아니다. 그러므로 인심과 도심은 모두 기발이승의 마음에 불과하다. 이와 같이 율곡에 의하면 인심과 도심은 모두 氣發인데, 氣가 본연의 理를 따르면 氣 역시 본연의 氣이기 때문에 理가 본연의 氣를 탄 것이 도심이다. 또한 氣가 본연의 理에서 변하면 본연의 氣에도 변함이 있게 되어 理 또한 변한 바의 氣를 타게 되어 인심이 됨으로써 지나치거나 부족함이 있다. 理가 본연의 氣에 탄 것이 도심이요, 理가 변한 바의 氣에 탄 것이 인심이다. 여기에서 氣가 본연의 理를 따른다 함은 진실로 氣가 발하는 것인데, 그 氣가 理의 명령을 듣는 것이므로 중한 바가 理에 있어서 主理로 말할 수 있고, 氣가 본연의 理에서 변한다 함은 진실로 理에 근원하였지만 이미 氣의 본연이 아니어서 理의 명령을 들을 수 없으므로 중한 바가 氣이기 때문에 主氣라고 말할 수 있다.

또한 율곡은 인심과 도심이 서로 시작과 끝이 될 수 있다고 주장한다. 지금 우리의 마음이 성명의 바름에서 바로 나오다가도 혹 따를 수 없어서 마침내 그 사이에 사사로운 뜻이 섞이면, 이것은 도심으로 시작해서 인심으로 끝마치게 된다. 혹은 형기(形氣)에서 나왔으나 바른 理에 어긋나지 않으면 진실로 도심에 틀리지 않는다. 혹 바른 理에 어긋나더라도 그릇된 줄 알고 고치어 욕심에 따르지 않으면, 이것은 인심으로 시작해서 도심으로 끝나는 것이다. 이와 같이 인심과 도심은 이미 발생된 마음(心)이지만 의(意)를 겸한 까닭에 고정된 게 아니라 인심의 도심화와 도심의 인심화가 가능하다. 따라서 인심과 도심이 서로 끝이 되고 시작이 된다는 이론적 근거를 의에 둠으로써 인간의 의지, 곧 의를 중시하는 율곡 철학의 특징을 볼 수 있다. 율곡에 의하면 "도심은 순전히 천리이므로 순선(純善)하지만, 인심은 천리와 인욕의 양면을 겸하므로 선할 수도 있고, 악할 수도 있다. 따라서 인심의 절제와 도심의 확충이 요구된다. 도심은 다만 지킬 뿐 아니라 확충해 나아가고, 인심은 인욕에 흐르기 쉬우므로 반드시 정찰(精察)하여 도심으로 절제하여 항상 인심이 도심의 명령에 좇도록 해야 인심의 도심화가 가능하다."고 했다.

이렇게 볼 때 율곡은 인심과 도심을 이기설과 일체화시켜 그 논리를 전개하고, 또한 인심과 도심의 상호 변환 가능성을 본연지성·기질지성·사단칠정, 나아가 의지에 까지 연관시켜 설명함으로써 정밀한 이론을 전개하였다. 이러한 선생의 이론은 이제마 선생이 자신의 구체적인 인간관으로 제시하고 있는 '심(心)'을 중앙의 太極에 두고 오장 중 폐비간신을 사유지사상으로 하여 전개한 사상의학'의 기본 개념을 이해하는데 도움이 된다고 본다.

◉ 다산 정약용(茶山 丁若鏞)의 철학사상

경학 사상

다산선생은 종으로는 반계(磻溪)와 성호(星湖)의 학통을 잇고, 횡으로는 북학 및 서학을 섭취하여 실학사상을 집대성 하였다. 그의 학문은 수기학(修己學)으로서의 六經 四書(經典學)와 치인학(治人學)으로서의 一表二書(經世學; 經世遺表·牧民心書·欽欽新書)가 중심이 되었다.

경학 사상의 특징을 살펴보면, 그는 천(天)을 상제(上帝)와 동일한 개념으로 보고, 이를 '푸른 형상이 있는 천'과 '영명(靈明)하여 주재하는 천'으로 나누어 설명한다. 하나는 푸르고 형체가 있는 하늘로서 자연적인 천(天)을 의미하고, 또 하나는 영명한 주재의 하늘 즉 신(神)을 의미한다. 다산은 영명한 하늘로서의 천의 본질적 속성으로 유일무이의 절대적 존재임을 제시한다. 천 또는 상제는 형질이 없는 영명한 존재이다. 천은 형체나 기질이 없는 존재요 보이지도 들리지도 않는 것으로, 보아도 보이지 않고 들어도 들리지 않는 것이다. 그리고 천의 영명성은 그대로 인격성과 직결된다. 물질의 氣도 아니고 이법의 理도 아닌 영명한 신(神)은 곧 인간과 공통된다.

다산은 또 천의 본질적 속성으로 주재성을 들고 있다. 『논어고금주(論語古今註)』에서 해와 달과 별이 운행하여 사계절이 어긋나지 않고, 바람·서리·비·이슬이 내려서 만물이 번성하는 것은 천이 묵묵히 주재하는 것이라 설명한다. 따라서 천을 영명한 신(神)이라 할 때 신은 인간에게 내려와 살피고, 화복을 주관하며, 모든 행동과정에서 인간에게 경고하거나 명령을 내린다. 따라서 그것은 『詩經』·『書經』 등 경전에서 표현하고 있는 天·上帝의 성격과 일치한다고 했다.

이러한 관점을 고려할 때 다산의 천(天) 사상은 성리학에서 말하는 형이상학적인 天과는 대조적인 것으로 이는 그가 신봉했던 천주교의 영향이라 사료된다. 또한 오행(五行)도 형질이 있으므로 天이 만든 것이라 하여 종래의 오행설을 부정하고, 마찬가지로 음양도 성리학에서의 실재 개념이 아니라 단지 햇빛의 조명에 의해 발생하는 명암과 같은 개념으로 보았다. 이러한 관점에서 다산은 이기(理氣) 논쟁을 신랄하게 비판하였다. "이기설은 세상을 마치도록 서로 다투고 자손에게 까지 전해도 끝이 없으니, 인생에 할 일이 많은데 그대와 나는 이런 싸움을 할 겨를이 없다."고 말할 정도로 당시의 성리학 체계에 대한 엄청난 비판을 서슴지 않았다.

인성론

당시 성리학의 논쟁에 비판적이었던 다산의 성향은 그의 인성론에서도 그대로 나타난다. 그는 인간은 원천적으로 신체와 정신이 묘합된 존재로서 원욕(願欲)이 있음을 강조한다. 신체와 정신이 오묘하게 결합된 인간의 전체적 모습을 身 또는 己라 하며 心·神·영혼(靈魂)이란 명칭은 인간을 분석할 때 정신의 면을 지적하기 위해 빌려 쓴 용어라 하였다. 이처럼 다산은 인간을 정신과 신체가 결합된 전체적 통일체로 파악하는데, 이는 '신심묘합(身心妙合)'으로 설명이 된다.

다산에 의하면 인간은 내면에 본래적으로 존재하는 욕심이 원동력이 되어 행동하고 활동한다고 하였다. 그는 욕심을 제거하는 것은 선(善)을 위한 방법이 아니라 오히려 삶을 포기하는 것이라 하여 욕심을 적극 긍정했다. 또한 다산은 性을 心의 기호(嗜好)라 규정하여 성리학에서의 性論을 근본적으로 부정한다. 그는 性을 형이상학적 실체로서 인정하지 않고 理의 실재성도 부정하면서, 그 대신 인간 생명의 실체는 心이요, 性은 心의 선천적 속성에 불과하다고 하였다. 즉 다산은 관념적 사고보다는 실존적 사고에 의해 인간의 품성을 파악하려 하였다고 할 수 있다. 이는 당시 청국을 통해 들어 온 서학과, 자신이 신봉했던 천주교의 영향에 기인한다고 할 수가 있겠다.

◉ 이제마 선생의 세계관과 인간관

이제마 선생은 『격치고(格致藁)』 『반성잠(反誠箴)』편의 팔괘잠총설(八卦箴總說)에서 『주역(周易)』에서 천지만물의 생성과정을 설명하는 내용인 "역(易)에 태극(太極)이 있으니 이것이 양의(兩儀)를 낳고, 양의가 사상(四象)을 낳으며, 사상이 팔괘(八卦)를 낳고, 팔괘가 길흉(吉凶)을 정하며, 길흉에서 대업(大業)이 나온다."는 구절을 인용한 다음, "태극은 마음(心)이고, 양의는 마음(心)과 몸(身)이며, 사상은 일(事)과 마음(心)과 몸(身)과 만물(物)이고, 팔괘는 일(事)의 처음(始)과 끝(終), 만물(物)의 근본(本)과 말단(末), 마음(心)의 느긋함(緩)과 급함(急), 몸(身)의 앞섬(先)과 뒤따름(後)을 말하는 것"이라고 일명 '사심신물론(事心身物論)'이라고 하는 자신의 세계관이자 인간관을 말하고 있다.

또한 이와 관련하여 『동의수세보원』의 『사단론』에서는 "오장(五臟) 중심(心)은 중앙의 태극이고, 폐비간신은 사유지사상(四維之四象)이다. 중앙의 태극으로 말하면 성인의 태극이 일반인의 태극보다 뛰어나고, 사유지사상은 성인의 사상과 일반인의 사상이 두루 통한다."고 하여 일명 사유지사상이라고 하는 자신의 구체적인 인간관을 말하고 있다.

여기에서 간과하고 넘어 갈 수 없는 사실이 있다. 그것은 자신의 세계관과 인간관을 설명하기 위해 인용한 우주만물의 생성과정이 당시에 널리 알려진 유교 철학의 시작이자 모든 이론적 근거가 되는 유학적 세계관을 도식화한 주렴계(周濂溪)의 태극도설(太極圖說)이 아니라, 태극도설의 기초가 된 『주역』의 우주만물 생성과정을 설명하는 구절을 인용하였다는 점이다. 이는 선생이 당시의 경험이나 사실적 근거에 의하지 않고 순수 이론적인 사변적 사고에 의해 체계화된 유교철학의 핵심이론으로 역할을 해온, 유학의 우주론이자 세계관인 태극도설의 내용을 인정하지 않았음을 의미한다. 다시 말하자면 이제마 선생은 당시에 유학자들이 신봉했던 '성리학의 태극도설 세계관'이 아니라, 오랫동안 우주생성 과정을 설명하는 이론의 기초가 되어왔던 유교의 사서삼경 중 하나인 『주역』의 세계관'을 가지고 있었다고 할 수 있다.

이는 또한 위에서 언급한 대로 선생은 사람의 경우 그 궁극 연원인 태극을 이(理)로 보는 당시 성리학의 세계관과 달리, 마음(心)으로 보고 이 마음에서 양의인 마음(心)과 몸(身)이 발생하며, 이 마음과 몸에서 사상 (四象)인 일(事)과 마음과 몸과 만물(物)이 발생한다고 하여, 그가 인간사를 일·마음·몸·만물의 '네 가지 요소'만으로 구성되어 있다고 보았음을 의미한다. 이는 『격치고』·『동의수세보원』·『제중신편』에서 모든 인간사를 전개함에 있어 그 구성 체계를 일관되게 일·마음·몸·만물(事心身物)의 네 가지 요소(四象)를 기본으로 하고 있음에서도 알 수 있다.

반면에 이제마 선생이 당시 유교철학의 핵심이론 역할을 해온 성리학의 우주론이자 세계관인 태극도설 내용을 인정하지 않았다고 해도, 사람을 포함한 만물의 생성과정과 사람과 사람, 사람과 만물간의 관계 등을 전개하는 과정에서는 기본적으로 유교적 우주론의 개념 하에 퇴계 선생에 의해 정리된 성리학 체계를 따랐다.

퇴계 선생은 하늘과 사람의 관계를 나타내는 『천명신도(天命新圖)』에서 "天은 理, 理는 太極이다."라고 하여 天·理·太極을 동일시하였다. 이는 성리학적 세계관 하에서 '궁극존재'를 주재하는 존재로 볼 때는 '天'이라 하고, 그 본질을 논할 때는 '理'라 하며, 그 속성을 논할 때는 '太極'이라고 말하나, 이는 하나의 궁극존재를 가리키는 다른 명칭일 뿐이라는 것이다. 이에 따라 그는 "天은 하나의 理로서 만물에 명령하며, 만물은 하나의 理를 간직하고 있다."라고 언명하고 있다. 이는 '天'을 명령하는 주체로, '理'를 명령하는 근거이자 명령에 의해 만물에 부여된 그 본질, 즉 내용으로서 인식하는 것이다. 이는 '天'과 그 '天의 명령'인 하나의 '理'는 동일한 것이며, '天'에 의해 만물에 부여된 보편적 실재로서의 하나의 理(性)도 동일한 존재임을 의미한다.

이러한 개념 하에 천과 만물의 관계를 살펴보면 '명령하는 주체로서의 天은 만물에게 어떻게 명령하고, 그 명령은 어떻게 만물에 품부(稟賦)되는가?' 하는 의문과, '天으로부터의 품부에 따라 天과 만물, 만물과 만물간의 관계는 어떻게 유지 되는가?' 하는 의문이 제기될 수 있는데, 퇴계 선생은 "「태극도」는 理氣의 본원을 추구하고 조화의 오묘한 계기를 발견하는 것이고, 「천명도」는 사람과 사물이 품부에 따른 理·氣의 조화와 생성을 추구하는 것이며, 「태극도」는 사물에 명령하는 것을 위주로 하는데, 「천명도」는 사람과 사물이 생명을 부여받은 다음으로 부터 천지가 운화하는 근원을 미루어 간다. 「태극도」는 태극에서 시작하여 음양·오행을 거친 다음에 이 태극과 음양오행이 오묘하게 응집하여 사람과 만물이 나타나는 것을 보여주는데, 「천명도」는 사람과 만물이 이미 생겨난 다음부터 거슬러 올라가서 오묘하게 응집하는 자리에까지 이른다."고 하여 태극은 사람과 만물이 생성하여 나오는 근원이며 천명은 이미 생성된 사람과 만물로부터 그 근원을 소급하여 인식하는 과정임을 주장하고 있다.

이러한 퇴계 선생의 사상은 조선 성리학의 저변에 흐르는 중요한 인식인 것이다. 이제마 선생이 위에서 언급한 '사심신물론'과, 이 사심신물론과 관련하여 사상이 어떻게 네 귀퉁이(四維)에 배열되고, 사심신물의 심(心)은 어떻게 사유(四維)의 폐비간신을 관장하는가를 나타내는 사유지사상을 통해서 이를 구현하려고 노력했음을 볼 때 퇴계선생의 영향을 받지 않았다고 아니할 수 없다. 「천명도」가 사람과 만물이 생명을 부여받은 다음부터 천지가 운화하는 근원을 거슬러 올라가 밝혀가는 것이라면 이제마 선생의 사심신물론은 사람에게 심과 신은 어떻게 구성되어 있으며, 그 심신은 천과는 어떻게 교감하고 만물과는 어떻게 관계를 맺고 유지하는가를 나타내는 것이라 할 수 있다. 그래서 유학자들은 이제마 선생의 사심신물론을 이해하려면 위에서 언급한 성리학의 「태극도」와 「천명도」체계에 대한 이해가 필요하다고 말한다.

위에서 언급한 대로 성리학에서는 태극을 理로 보는 반면 이제마 선생은 태극을 心으로 보는 차이가 있는데, 이를 성리학적 세계관에 대입해 보면 그의 세계관은 태극을 성리학에서와 같이 '궁극존재'의 속성이라 한다면, 심(心)은 궁극존재를 주재하는 존재이며 그 본질임을 의미한다. 이제마 선생은 모든 인간사의 중심, 곧 궁극 연원(淵源)에 사람의 마음을 둔 것이다. 사람 개개인을 하나의 소우주로 볼 때 그 본체의 중심에 해당인의 마음을 둔 것이다. 이는 위에서 설명한 "내 마음의 발용(發用)이 곧 천지의 변화이다. 천지자연이 기화이승(氣化理乘)이듯이 인간 존재도 기발이승(氣發理乘)의 존재 구조를 갖는다."고 하며 이를 사람의 性·情·心의 기본 구조로 삼은 율곡 선생의 이기론(理氣論) 개념과 유사성이 있다.

이제마 선생이 모든 인간사의 궁극 연원(淵源)에 사람의 마음을 둔 것은 마음(心)이 일신을 주재하는 한 육신의 욕구를 제어할 수 있는 가능성이 있음을 말한다고 할 수 있다. 이는 그가 「사단론」에서 "태극으로 말하면 성인의 태극이 일반인의 태극보다 뛰어나고, 나는 아무 재능이 없다고 하는 사람이 있는데 어찌 재능이 죄 이겠는가 마음이 죄인 것이다."라고 말한 데에서도 알 수 있다.

이상에서 살펴본 바와 같이 이제마 선생은 "태극은 심이고, 양의는 심과 신이며, 사상은 사심신물이다."라는 사심신물론을 정립하여 비록 당시 유교 철학인 성리학의 핵심이론이며 우주론이자 세계관인 태극도설의 내용을 인정하지는 않았다고 해도, 사람을 포함한 만물의 생성과정과 사람과 사람, 사람과 만물간의 관계 등의 이론을 전개하는 과정, 특히 사람의 수양하는 방법 등은 기본적으로 유교적 우주론의 개념 하에 조선 성리학의 구성 체계를 따랐음을 알 수 있다. 그는 「성명론」에서 사람의 지(知)와 행(行)을 중심으로 하늘과 인간사와의 관계를 사심신물론으로 전개하고 있는데, 그는 앎(知)의 대상을 사(事), 즉 천기(天機)라 하고 앎의 주체를 심(心), 즉 성(性)이라 하며, 행위의 주체를 신(身), 즉 명(命)이라 하고 행위의 결과를 물(物), 즉 인사(人事)라 하고 있다.

이를 김창민·유순섭[23]은 "사심신물론은 유교적 우주론의 전제하에 천·인·성·명이 어떤 관계에 있는가를 보여주는 것이고, 천명의 실체는 어떠한가를 보여주는 것으로 사상의학의 중심을 이루고 있으며, '태극의 심은 중앙의 심이다. 심신의 심은 양의의 심이다. 사심신물의 심은 사상의 심이다.' 에서 보듯이, 태극이 심신을 생하면 그 중 심은 사와 심으로 발전하고, 신은 신과 물로 발전함으로써 심신은 사심신물을 생한다는 것이다. 이에 따르면 천의 성이 곧 심의 체가 되고, 그 명이 신의 체가 됨을 알 수 있다."고 했다.

◉ 성(性)과 명(命)

앞에서 언급한 대로 하늘과 인간 그리고 자연을 단절된 관계가 아닌 연속적인 관계로 보고 하늘이 비인격화된 존재로 만물 가운데 내재한다고 인식하는 범신론적 세계관하에, 동양인들은 유교의 영향을 받아 인간관에 기초가 되는 천성(天性)과 천명(天命) 사상을 탄생시켰다. 이는 만물 속에 내재하는 하늘이 만물의 하나인 인간에게도 깃들어 있는 데, 그것이 일명 性이라고 불리고 있는 천성이라는 것이다. 그리고 하늘은 선 그 자체이므로 하늘이 인간의 내면에 깃들어 천성이 되었다면 천성, 곧 性의 특성은 선(善)이라는 것이다. 병행하여 하늘은 여전히 초월적인 존재로서 인간 밖에 존재하여 인간을 밖에서 제약한다고도 생각한다. 즉 命이라고 해석하는 천명사상이다. 천명의 본래 뜻은 '하늘 신의 명령'이라는 의미인데, 하늘의 인격성이 약해지면서 천명의 뜻도 자연히 인간 존재의 상태를 외부에서 규정하는 일종의 힘을 말하는 운명(運命)이란 의미로 변하게 되었다. 그런데 운명이란 하늘에 의한 힘이기 때문에 인간의 힘으로는 어떻게 할 수 없다는 성질을 지니고 있다. 이와 같이 인간은 그 내부에는 천성이 깃들어 있는 반면에 현실의 삶은 천명의 제약을 받아야 하는바, 性과 命은 불가분의 관계에 있다고 할 수가 있다.

이를 성리학에서는 사람의 성품은 천명을 부여받은 것으로 하늘과 동일한 理이고 마음의 본체이다. 마음은 사람의 주체로서 성품의 이치와 기질적인 요소를 동시에 포함하고 있다고 본다. 주자의 『中庸』 해석에 "性은 理다. 천이 음양오행으로 만물을 형성할 때 理가 동시에 여기에 부여된다. (理는) 명령과 같다. 이렇게 하여 인간과 동식물은 탄생과 함께 각자 부여받은 理를 인의예지신(仁義禮智信)인 건순오상(健順五常)의 덕으로 삼게 되었는데 이것이 곧 본성이다."고 했다. 그런데 만물이 건순오상의 덕을 함께 가지고 태어났다고 해도 현실적으로 그 덕을 나타내는 데는 많은 차이가 있다. 이를 성리학에서는 理는 같지만 그 理가 내려앉은 기질의 차이로 말미암아 가리고 덮여있는 정도가 다르기 때문이라고 설명한다. 그래서 性을 두 가지로 구분하는 데, 본래부터 하늘에서 받은 온전한 윤리적 이념을 본연지성(本然之性)이라 하고 물질적 조건, 즉 기에 의해 변형된 윤리적 이념을 기질지성(氣質之性)이라 부른다. 그런데 기질의 혼탁에 의해 본연지성의 발현이 가려지거나 막히게 되기 때문에 배움을 통해 기질을 청명하게 유지하여 본연지성이 순순히 드러나도록 해야 한다. 가려지거나 막힌 것이 적은 사람은 감정이 드러나도 천리가 사욕을 이기고 가려지거나 막힌 정도가 많은 사람은 사욕이 천리를 이긴다. 그리고 기질의 차이, 즉 다양성에 의해 어떤 사람들은 현명하나 어떤 사람들은 어리석으며, 어떤 사람들은 특이한 재능을 가지고 있으나 어떤 사람들은 그렇지 못하다. 기질에 의해 사람 개개인의 개성이 다르다는 개념이다. 그런데 성리학에서는 기질에 의한 개성의 차별화에는 관심이 없고, 어떻게 하면 기질의 제약을 극복하고 본래의 순수한 본연지성, 즉 인의예지신을 회복하느냐에 관심이 집중되어 있다. 이것이 성리학에서 수양론의 근거이기도 하다.

그런데 이제마 선생은 「성명론」에서 인체 전면의 함억제복(頷臆臍腹)[2] 속에 있는 주책·경륜·행검·도량을 性이라고 했다. 선생이 말하는 성은 성리학에서 말하는 본연지성이나 기질지성과는 차이가 있다. 그는 성을 어떤 경향성 혹은 능력이라는 의미로 사용하고 있음을 알 수 있다. 또한 인체 후면의 두견요둔(頭肩腰臀)[3] 속에 있는 식견·위의·재간·방략과 같은 命도 천명이라는 준엄한 하늘의 명령이라기보다는 사람의 명수(命數)[4]라고 할 수 있다. 「성명론」에 "명이라 함은 명수이다. 선행을 하면 명수가 저절로 좋아질 것이고 악행을 하면 명수가 저절로 나빠질 것이라는 것은 점을 치지 않아도 알 수가 있다."라고 강조한 것을 보면 알 수 있다.

◉ 사단(四端)

사단(四端)이라는 말은 인간의 본성은 선하다는 유교 성선설의 근거가 되는 사단론에서 유래한다. 이는 『맹자』의 공손추(公孫丑) 상(上)에 나오는데, 사단이라 함은 사람은 누구나 다 착하고 올바른 사람이 될 수 있는 인의예지(仁義禮智)의 실마리인 남을 불쌍하게 여기는 마음(惻隱

---

2) 함억제복(頷臆臍腹); 턱, 가슴, 배꼽, 아랫배
3) 두견요둔(頭肩腰臀); 머리, 어깨, 허리, 엉덩이
4) 명수(命數); 운명과 재수

之心), 자기 잘못을 부끄럽게 생각하고 남의 옳지 않은 것을 미워하는 마음(羞惡之心), 옳고 그른 것을 가려내는 마음(是非之心), 남에게 양보하는 마음(辭讓之心)을 가리킨다. 계속해서 사람은 이 사단을 잘 확충하여 올바르게 되어야 하는데, 현실적인 사람의 삶에는 환경의 영향과 물욕의 가림이 있어 사단의 확충에 방해를 받기 때문에 수양을 통해 이를 극복해 나가야 한다는 것이 사단론의 요지이다.

이제마 선생은 "모든 사람은 타고난 장리(臟理)의 특성상 사단을 발함과 역행함에도 차이가 생길 수 있다."는 전제하에 사단론과 확충론을 전개하고 있다. 그에 의하면 인의예지는 마음속에 간직된 선성(善性)이지만, 발동하게 되면 체질에 따라 이 중 하나는 일상에서 정상 이상으로 표출되고 다른 하나는 정상 이하로 표출되어 그 체질로서의 특징을 나타낸다고 하였으며, 애노희락(哀怒喜樂)[5]은 마음속에서는 애노희락으로 존재하지만 발동한 후에는 체질에 따라 이 중 하나는 정상 이상으로 표출되어 체질에 따른 정기(情氣)로서의 특징을 보이는데, 이렇게 표출된 정기는 그 사람의 수양여부에 따라 순동(純動)하기도 하고 역동(逆動)하기도 하는데, 역동하게 되면 그것이 병인(病因)으로 작용하게 된다고 하였다.

또한 선생은 「사단론」에서 "희노애락이 아직 발동하지 않은 것을 中이라 하고 발동하여 모두 중절에 이른 것을 和라 한다. 희노애락이 아직 발동하기 전에 항상 경계한다면 이것이 곧 점차로 중에 가까워지는 것이 아니겠는가? 희노애락이 이미 발동했다 해도 스스로 반성한다면 이것이 곧 점차로 절(節)에 가까워지는 것이 아니겠는가?"하여 희노애락

---

5) 이하 희노애락(喜怒哀樂), 애노희락(哀怒喜樂)의 두가지 어휘를 혼용하게 된다. 이는 중용에는 희노애락이나, 이제마 선생이 애노를 陽人의, 희락을 陰人의 성정의 氣로 분류하였기 때문이다.

이 발동하기 전에는 발동하게 될 경우 중절에 이르도록 항상 경계하고, 이미 발동한 후에는 반성하여 중절에 이룰 수 있도록 노력해야 함을 강조하고 있다.

◉ 존심양성(存心養性)과 수신입명(修身立命)[24]

전통적으로 유학사상은 나와 세계, 나와 남과의 관계를 단절시키는, 나만의 나만을 위하는 소아적(小我的) 마음과 행위를 악(惡)으로 규정하며, 나와 세계, 나와 남과의 관계를 회복시키고 유지시키는, 남과 이 사회를 포괄하는 의미의, 우리의 우리를 위하는 대아적(大我的) 마음과 행위를 선(善)으로 규정한다. 이 악을 제거하고 선을 회복하는 것은 인식의 변화가 없이는 이루어질 수 없는 일인데, 그러한 인식의 변화란 자신의 존재에만 국한된 소아적 사고에서 벗어나 나와 세계, 나와 남과의 관계를 포함하는 대아적 사고로의 인식전환을 의미한다. 이 인식전환을 위한 수양에 대해 퇴계 선생은 그의 수양론에서 심성의 본체인 성(性), 즉 선을 보존하고 배양하는 존심양성(存心養性)과 수신입명(修身立命)에 의한 인격적 완성을 추구하는 것에 초점을 맞추고 있음을 알 수 있는데[25], 존심양성과 수신입명에 대해 김창민·류순섭[26]은 『맹자』를 인용하여 "인간은 환경이나 물욕 등으로 방심 또는 실심하게 되어 불선(不善)하게 되기가 쉽다. 인간이란 결코 완선(完善)의 상태로 태어나는 것이 아니다. 사단설에 나와 있듯이 단지 착하게 될 수 있는 싹을 지니고 있을 뿐이며, 이러한 점을 자각하여 착하게 될 수 있는 존재일 뿐이다. 따라서 인간은 이러한 선단을 넓혀서 채워야 부모를 모시고 사해까지도 보전할 수가 있게 되지만, 그렇지 못하면 부모조차도 모실 수 없는 존재인 것이다. 그러므로 인간은 자신에게 갖추어져 있는 본래의 착한 마음을 구하여 얻어야 한다. 이는 구하면 얻고 그대로 두면 잃게 마련이다. 이것은 나에게 갖추어져 있는 것을 구하는 것이기 때문에 이를 구하면 반드시 얻어질 것이다. 이렇게 본래의 마음을 구하여 그것을 간직하고 또 본래의 성을 기르는 것은 바로 하늘을 섬기는 길이 되는 것이다."라고 설명하고 있다.

이제마 선생 역시 나와 세계, 나와 너의 관계에서 일어나는 현상에 있어 나와 세계, 나와 너를 동시에 긍정할 수 있는 지(知)와 행(行)을 인간 행위의 긍정태, 즉 선(善)으로 보았으며, 반대로 이러한 관계를 단절하는 나 자신만을 위한 지와 행을 인간 행위의 부정태인 욕망(慾)으로 보았다. 그렇다면 욕망이란 어디에서 오는가? 이는 인간의 잠재의식 속에 있는 남과의 비교심리에서 시작된다. 남과 비교하여 자신의 존재가 과(過; 지나침)하거나 불급(不及; 모자람)하다는 인식에서부터 성립되는 개념이다. 내가 남보다 능력이 있거나 또는 부족하다는 인식, 내가 남보다 부자이거나 가난하다는 인식에서 성립되는 개념인 것이다. 그래서 선생은 인간의 마음(心)과 몸(身) 중 마음은 항상 지나친다고 보았으며 몸은 항상 못 미친다고 보았기 때문에, 過는 항상 마음과, 不及은 몸과 관계지워 해석하였다. 그래서 자기가 남과 비교하여 過하다는 인식은 남에 대해 교만(驕)·자만(矜)·자랑(伐)·과장(夸)하는 마음을 갖게 하고, 불급(不及)하다는 인식은 남에 대해 독단(擅)·사치(侈)·나태(懶)·욕심(慾)을 부리는 행위로 나타난다고 보았다. 그래서 이러한 過하다는 인식에 기인한 마음과 不及하다는 인식에 기인하는 행위는 나와 세계, 나와 남과의 관계를 붕괴시키는 원인인데, 과(過)하다는 인식에 기인하는 정도(正道)에 어그러진 마음인 사심(邪心)은 사람의 함억제복(頷臆臍腹)에 있고, 不及하다는 인식에 기인하는 행위를 유발하는 게으른 마음인 태심(怠心)은 사람의 두견요둔(頭肩腰臀)에 있다고 『동의수세보원』 성명론(性命論)에서 정의하고 있다.

그리고 계속해서 성명론에 "사람의 이목비구(耳目鼻口)가 선(善)을 좋아하는 마음과, 사람의 폐비간신(肺脾肝腎)이 악(惡)을 싫어하는 마음은 요순과 보통사람이 다를 바가 없기 때문에 사람 모두가 요순과 같이 될 수 있으나, 사람의 함억제복 중에는 세상을 속이는 마음이 항상 숨어 있기 때문에 그 마음을 보존(存心)하고 그 천성을 기른(養性) 연후에야 사람 모두가 요순과 같은 앎(知)을 지닐 수 있을 것이고, 또한 사람의 두견요둔 밑에는 사람을 속이는 마음이 여러 갈래로 숨어 있기 때문에 그 몸을 닦고(修身) 천명을 갖춘(立命) 연후에야 사람 모두가 요순과 같이 해야 할 바를 행(行)할 수 있게 되기 때문에 사람 모두가 저절로 요순이 될 수는 없다."고 하였다. 이는 사람의 천성과 천명은 모두가 성인과 같으나, 사람의 함억제복과 두견요둔에 있는 사심(邪心)과 태심(怠心)에 의해 요순과 같은 성인의 앎(知)을 지니고, 해야 할 바를 행(行)할 수 없기 때문에 성인이 되기 위한 수양 방법으로 존심양성(存心養性)과 수신입명(修身立命)의 필요성을 강조한 것이다.

또한 계속해서 성명론에 "사람들의 선을 보고 좋아하여 나 역시 선함을 앎(知)이 지성(至性)의 덕(德)이고, 사람들의 악을 보고 싫어하여 나도 기필코 악함을 행치 않음(行)이 정명(正命)의 도(道)이다. 앎(知)과 행함(行)이 쌓인 것이 곧 도덕이고, 도덕이 이루어진 것이 곧 인성(仁聖)[6]이다. 도덕이란 다른 것이 아니라 앎(知)과 행함(行)이고, 성명(性命)[7] 역시 다른 것이 아니라 앎(知)과 행함(行)이다."고 하여 사상의학이 추구하는 궁극적인 목표가 성리학에서 추구하는 바와 같이 존심양성과 수신입명을 통

---

6) 인성(仁聖); 인(仁)은 과실이 성숙한 것을 의미, 성숙한 최고의 성(聖)
7) 성명(性命); 사람의 천품과 당연히 지켜야 하는 삶의 방법에 대한 하늘의 명령

해 성인의 앎(知)과 행(行)으로, 지성의 덕을 쌓고 정명의 도를 지킴으로써 인성(仁聖)을 달성하는 것임을 말해 주고 있다.

◉ 지(知;앎)와 행(行;행함)

성리학의 목적은 性命을 자각하고 철학적 사색과 도덕적 수양으로 성인이 되는데 있다. 성리학적 차원에서 성인이 된다는 것은 구체적으로 사람이 기질지성을 변화시켜 본연지성을 회복하는 것이다. 그 본래의 성을 회복하는 과정에서 등장하는 것이 지(知)와 행(行)인데 본연지성의 측면에서 본다면 이미 인간은 본래의 순선한 성이 갖추어져 있기에 이를 회복하는 것이 필요하고, 기질지성의 측면에서 본다면 환경적 요소에 의해 성에 반하는 기질적 욕구에 의한 행동이 자제되도록 인위적인 노력이 필요하다고 할 수 있다.

성리학은 학문적으로 외부 세계의 理를 연구하여(窮理), 인간 속에 내재하는 性에 대한 知를 확충하고, 내부적으로는 공경하고 삼가는 태도를 지킴(持敬)으로써 '하지 말아야 할 바를 안 하는(行)' 주관적인 수양법을 중시하는 것이 특색이다. 그래서 『大學』에서는 이를 구체적으로 사물을 탐구하여 하늘로부터 천명으로 부여 받은 사람 마음의 본체인 하늘과 동일한 理, 즉 천지·우주의 본질인 천리(天理)임과 동시에 인간 속에 내재하여 性이라 일컬어지는 인의예지(仁義禮智) 형태로 발현되는 본연지성에 대한 知를 확충함으로써 선함에 머무르며, 의지를 성실이 하고(誠意), 마음을 바르게 하여(正心) 몸을 닦아서(修身), 현실적인 삶속에서 환경적 요소에 영향을 받아 변하는 기질지성에 의한 행동을 하지 않음(行)으로써 자신의 덕을 밝혀야 한다고 제시하면서, 知는 마음(心)이 발동한 후의 공부이고, 行은 마음이 발동하기 전의 공부라고 하여 성인이 되기 위해서는 끊임없는 자기 성찰을 위한 인위적인 노력이 필요함을 강조하고 있다.

이제마 선생의 사상의학 역시 추구하는 궁극적인 목표는 知와 行으로 지성의 덕을 쌓고, 정명의 도를 지킴으로써 인성(仁聖)을 달성하는데 있다. 그래서 사상의학은 의학의 차원을 넘어 철학의 영역까지도 포괄하는 학문체계라고 할 수 있는 것이다. 위 존심양성과 수신입명에 관한 설명에서 언급한 바와 같이 선생은 知와 行이 성인이 되기 위한 수양의 근본임을 말하고 있다.

여기서 知란 사물의 이치를 규명하여 옳고 선함이 무엇인지를 인지하여 마음에 새김으로써 무의식적으로 나오는 행동까지도 선하게 행동을 하는 것을, 行이란 선하지 못한 행동이나 악한 행동 등 하지 말아야 할 바가 무엇인지를 깨닫고 명심하여 그러한 행동에 대한 욕구가 일어날 때 자신을 자제하여 '하지 말아야 할 행동을 하지 않는 것'을 의미한다. 이제마 선생이 추구하는 바인 인간의 궁극적 목표인 인성(仁聖)을 달성하기 위해 지성의 덕을 쌓고, 정명의 도를 지키기 위한 방법은 위에서 설명한 『대학』에 나오는 견해와 같기 때문에 성리학으로부터 유래하였음을 유추할 수가 있다.

◉ 성(誠)과 경(敬)

誠이란 일반적으로 정성을 다하는 것, 거짓이 없으며 참된 것을 의미한다. 『中庸』[27]에 "자신을 수양하고, 현명한 이를 존중하고, 친족을 친히하고 등 무릇 천하와 국가를 다스리는 데에는 아홉 가지 변함없는 법도가 있는데 이를 실행하는 길은 誠 한 가지인바, 그것은 모든 일에 미리 대비하는 것으로써 말하고, 일하고, 행동하고, 길을 갈 때에 미리 예측

하여 준비하고 대처하면 실패함이 없이 이룰 수 있다."고 하였다. 즉 誠이란 나의 뜻을 참되게 하면서 게으르지 않는 것을 말한다.

이제마 선생도 「사단론」에서 "그러므로 더욱 더 자기 몸을 행함에 정성스러운지(誠) 되돌아보고 반드시 사람을 취하고 버리는 것을 가벼이 하지 말아야 한다."고 하였다. 또한 「장부론」에서는 "심은 일신을 주재하는데 …… 함억제복이 정성을 다하지 않는 바가 없다."라고 하였는바, 이는 사람이 행신(行身)함에 있어서 항상 정성스러움이 있어야 한다는 것으로 『中庸』의 사상과 맥을 같이하고 있음을 알 수 있다.

敬이란[28] 일반적으로 천명을 두려워하여 항상 조심하고 경계하는 것, 항상 삼가면서 소홀히 하지 않는 태도 등을 뜻하는데 성리학적 용어로는 '마음을 하나로 하여 이리저리 나아감이 없는 것'이니 '마음이 한곳에 모아짐'을 의미한다. 그래서 敬은 동정(動靜)을 관통하는 것이어서 마음이 움직일 때나 고요할 때나 마찬가지로 일관성을 지녀야 한다고 했다. 敬을 그의 생활·학문·수양에 있어서 가장 중요한 원리요 이념으로 중시했던 퇴계 선생은 『성학십도(聖學十圖)』에서 마음은 수양이 이루어지는 바탕, 즉 수양의 객체로, 敬은 수양을 실현하는 방법, 즉 수양의 주체로 규정하였다. 또한 敬을 理를 체득하고 진정한 앎을 탐구하는 학문의 방법으로서 진리 인식에 이르는 길이며 理의 체득 방법으로 중시하고 소위 '인욕을 막고 천리를 보존하는(遏人慾 存天理)' 수양 방법으로써 강조하고 있다. 이제마 선생도 장부론에서 "심은 일신을 주재하는데 …… 두수요족(頭手腰足)이 공경하지 않는 바가 없다."라고 하여 역시 사람이 행신(行身)함에 있어서 항상 삼가면서 소홀히 하지 않아야 함을 강조함으로서 敬에 대한 성리학적 개념과 역시 맥을 같이하고 있음을 알 수 있다. 그러나 「확충론」에서는 "태양인은 교우에 신중한 까닭에 항상 낯선 사람과 교우를 맺음에 미리 재난을 염려하는 노심(怒心)이

있다. 이 마음은 타고난 천성인 경심(敬心)에서 나오는 것이다."고 하였
는바, 이는 그가 성리학에서 수양의 방법의 하나로 중시하는 개념과 달
리 경(敬)을 사람들의 천부적인 성품 중 하나로 보았음을 의미한다고 할
수 있겠다.

● 사상의학의 기본구조[29)]

위의 '이제마 선생의 세계관과 인간관'에서 언급한 대로 이제마 선생의
사상의학은 천인성명(天人性命)이라는 절대적인 관계에 근거하여 전개
하고 있는데, 이 관계를 구조적으로 표현하고 있는 것이 사심신물론(事
心身物論)과 사유지사상(四維之四象)이다. 이 사심신물론과 사유지사상
은 사상의학의 기본 근간을 가장 간명하면서도 깊이 있게 설명해 주는
것이기도 하다.

사심신물론(事心身物論)

앞에서 『격치고』 「반성잠(反誠箴)」의 팔괘잠총설(八卦箴叢說)에 정의
한 "태극(太極)은 心이고, 양의(兩儀)는 心과 身이며, 사상(四象)은 事와
心과 身과 物, 즉 사심신물(事心身物)이다."라는 구절을 인용하여 사심
신물론을 언급한 바 있다. 여기에서 태극의 心은 심신(心身)의 心이고
사심신물의 心이다. 궁극 연원인 태극의 心이 양의(兩儀)의 心이며, 사
상의 心으로 존재하게 됨으로써 태극과 사심신물의 관계는 사심신물의
心에 의해 태극과 동일하게 유지되는 것이다. 여기에서의 사심신물은
하늘의 도인 事와 사람의 마음인 心, 사람의 몸인 身, 사람의 도인 만물
(物)을 가리키고 있다. 그런데 이 관계에서 사심신물의 심이 사심신물을
잘 통솔하기 위해서는 心과 身에 의한 事와 物에 대한 끊임없는 교감이

전제가 된다. 이를 위해 身은 전면에 성신(誠身)[8]을 두어 하늘의 도인 事와 교감하고, 후면에 경신(敬身)[9]을 두어 사람의 도인 物과 교감하며, 心은 성신과 事와의 교감에 의해 확인이 되는 것들을 理心[10]으로 간직하고 경신과 物과의 교감에 의해 발생이 된 것들은 利心[11]에 간직한다.

事는 천기(天氣)[12]를 가리키는 것으로 천시 · 세회 · 인륜 · 지방을 말하고, 물(物)은 인사(人事)[13]를 말하는 것으로 사무 · 교우 · 당여 · 거처를 말하며, 誠身은 이목비구를 통해 사와 교감하며, 敬身은 폐비간신을 통해 물과 교감한다. 또한 理心은 그 用(작용, 능력)으로써 주책 · 경륜 · 행검 · 도량을 말하고, 그 體(해당 신체부위, 형상, 용모)로써 함억제복을 말하며, 利心은 그 用으로써 식견 · 위의 · 재간 · 방략을 말하고, 그 體로써 두견요둔을 말한다.

그런데 이러한 理心과 利心이 바른 모습으로 자리하면 사심신물의 관계가 정상적으로 유지되어 장수를 누릴 수 있지만, 바르게 자리하지 못하면 사심(私心) · 방심(放心) · 일심(逸心) · 욕심(慾心)이 일어 마음이 흐트러지게 된다. 이렇게 바르게 자리하지 못하는 마음 때문에 사심신물의 정상적인 관계가 무너지면 병을 앓게 되고 그 결과 요절하게 된다는 것이다. 그래서 심신을 흐트러지게 하는 원인인 사심 · 방심 · 일심 · 욕심을 구체적인 수양의 대상으로 제시하고 있는데, 성명론에서 이를 사심과 태심이라하여 전자는 함억제복에 후자는 두견요둔에 자리하고 있다고 전제한다. 그러면서 구조적으로 상부에 事를 두고 하부에는 物을

---

8) 성신(誠身); 사람의 몸 중에 하늘의 도에 이르고자하는 몸
9) 경신(敬身); 사람의 몸 중에 인욕을 막고 천리를 보존하려는 몸
10) 理心; 천리를 따르는 마음
11) 利心; 이익을 따르는 마음
12) 천기(天氣); 온갖 생명을 제조해 내는 유기체로서의 하늘
13) 인사(人事); 인간사 .

두며, 〈그림 1〉과 같이 전후에는 誠身과 敬身을 두고, 좌우에는 理心과 利心을 두어, 天과 人이 하늘로부터 품부된 性과 命, 즉 天人性命이 밀접하게 관련지어지고 있음을 구조적으로 보여주는 것이 사심신물론이다.

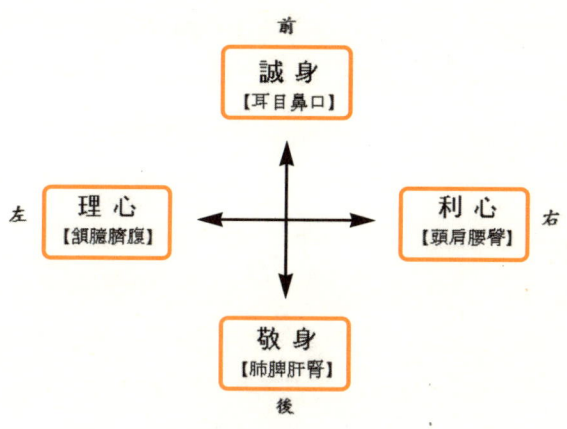

〈그림 1〉 몸의 前後左右에서의 心과 身의 배치

사유지사상(事維之四象)

사유지사상은 한마디로 사심신물론에서 말하는 사상(四象)이 어떻게 배열되었고 사심신물의 심은 어떻게 폐비간신을 관장하는가를 나타내는 것이다. 사유지사상의 사유는 네 귀퉁이를 뜻하고 사상은 폐비간신(肺脾肝腎)을 의미한다. 그러므로 사유지사상은 중앙에 心이 있고, 네 귀퉁이에 폐비간신을 둠으로써 중앙의 심이 신을 주재하여 이목비구(耳目脾口)로 하여금 잘 살피게 하고, 폐비간신으로 하여금 잘 헤아리게 하며, 또한 심을 주재하여 함억제복으로 하여금 誠을 다하게 하고, 두견요둔으로 하여금 敬을 다하게 하는 구도를 말한다.

이는 이제마 선생이 사단론에서 "오장 중에서 폐비간신은 사유(四維)의 사상(四象)이다.”라 하였고, 장부론에서 “심(心)은 한 몸을 주재하는데 네 귀퉁이와 등의 중심을 등에 지고 똑바로 단중을 향하여 밝은 빛을 막 힘없이 환하게 비추니 이목비구가 살피지 못하는 바가 없고, 폐비간신 이 헤아리지 못하는 바가 없으며, 함억제복이 성실치 않은 바가 없고, 두수요족(頭手腰足)이 공경하지 않는 바가 없다.”라고 한데서 비롯된 것 이다.

3. 『동의수세보원』 한역본(韓譯本)

사상의학의 원전인 『동의수세보원(東醫壽世保元)』은 한문(漢文)으로 되어 있어 일반 독자들의 접근에 한계가 있다. 한역본(韓譯本)들도 여러 가지가 있으나 쉽게 이해할 수 없기는 마찬가지이기에, 다른 역본(譯本)들[30][31]들을 두루 참고하고 나름대로의 연구 결과에 기초하여 쉬운 말로 다시 번역하였다.

본 역본은 김찬민 · 류순섭의 「이제마 사상체질의학」에 언급된 바대로 현재 우리나라에 널리 보급되어 알려진 제4판(1914년 2월 간행) 『동의수세보원』을 원본으로 하였다. 그 중 제1권 「性命論」 · 「四端論」 · 「擴充論」 및 「臟腑論」과 제2권 「醫源論」, 제 4권의 「廣濟說」, 「四象人 辨證論」을 망라하고 있다. 2 · 3 · 4권에 포함되어 있는 「四象體質別 病證論」 · 「泛論」 · 「經驗藥方」 · 「新定藥方」 등은 주로 전문가들에게 필요한 내용이라 번역에서 제외하였다.

일반 독자들의 이해를 돕기 위하여 가급적 쉬운 용어들을 사용하였으며 각 론(論) 서두에 그 내용을 요약하였고, 생소한 단어나 내용은 각주로 참고하도록 하였으며, 한문 원문을 수록하여 필요시 비교할 수 있도록 하였다. 그럼에도 불구하고 원문이 대단히 난해하고 그 의미하는 바가 깊어 오역이 분명히 있을 수 있으니, 이를 감안한 이해와 편달을 널리 기대한다.

가. 성명론(性命論)

성명(性命)이란 내 · 외 양면 모두 하늘에 의하여 구성된 인간 존재를 가리키는 말로 천성과 천명의 의미를 함께 포함하고 있다. 이는 하늘이 선천적으로 인간에게 부여한 순선(純善)한 성품을 유지하고 하늘이 인간에게 부여한 인간다운 삶을 영위해 나가라는 명령, 즉 하늘로부터 부여받은 인간의 본질적인 것과 하늘의 명령에 따라 삶 자체인 생명을 보존하고 추구해나가는 것을 의미한다. 그래서 성명론이라 함은 인간 존재의 본질·구조·인간의 존재 근거 및 소임에 대한 물음과 이해의 방식을 논한다는 말이다. 성명론에서 는 하늘과 사람, 천성과 천명, 즉 天·人·性·命의 관계를 설명하고 병행하여 어떻게 천성을 온전히 보존하고 천명에 올바르게 따를 것인가를 논하고 있다. 여기서 말하는 천은 초월적인 성격을 가진 존재가 아니라, 인간 성명의 내면세계에 자리한, 바로 '나' 라고 하는 인간 존재가 인간답게 존재할 수 있는 근거를 말한다. 그러므로 성명론에서는 이러한 자각을 통해서 天을 자아 인격성에 대한 본래적 근거로 그리고 우주 만물의 근본으로 인식할 것이 요망되고, 동시에 덕의 소재는 곧 천명의 소재로써 인식할 것을 요망하고 있다.

또한 사심신물론을 제시하여 천·인·성·명의 관계를 도식화시켜 줌과 동시에 성인과 범인의 비교를 통하여 천성이 가려지고 천명이 흐트러지는 원인을 지적하면서, 이에 대한 이해를 통해서 지행(知行)으로 그 마음을 살펴 천성을 기르고 그 몸을 닦아 천명을 바르게 행하는 존심양성과 수신입명의 방법과 중요성을 구체적으로 제시해 줌으로써 사상의학의 이론적 존재 근거와 기본원리를 설명하고 있다. 그래서 성명론은 천인성명과 사심신물, 존심양성과 수신입명, 도심과 인심, 지행과 책심 등 크게 네 가지 내용으로 나눌 수가 있다.

성명론(性命論)

天機有四 一曰地方 二曰人倫 三曰世會 四曰天時

천기(天氣)[14]에는 네 가지가 있는데, 첫째는 지방(地方)[15], 둘째는 인륜(人倫)[16], 셋째는 세회(世會)[17], 넷째는 천시(天時)[18]이다.[19]

人事有四 一曰居處 二曰黨與 三曰交遇 四曰事務.

인사(人事)[20]에도 네 가지가 있는데, 첫째는 거처(居處)[21], 둘째는 당여(黨與)[22], 셋째는 교우(交遇)[23], 넷째는 사무(事務)[24]이다.[25]

耳聽天時 目視世會 鼻嗅人倫 口味地方.

귀(耳)는 천시를 듣고, 눈(目)은 세회를 보고, 코(鼻)는 인륜을 냄새 맡고, 입(口)은 지방을 맛본다.[26]

---

14) 천기(天氣): 온갖 생명을 제조해 내는 유기체로서의 하늘, 人事(인간사)와 상대되는 개념이면서 인사가 있도록 만든 우주의 원리 내지 자연의 섭리

15) 지방(地方): 하늘과 상대 개념인 사람들이 살고 있는 땅, 지역

16) 인륜(人倫): 사람 각 개인과 사람이 살아가는 과정에서 사람들에게 지켜야 하는 도리

17) 세회(世會): 세상 만물의 만남. 국가사회단체

18) 천시(天時): 계절·기후 등. 여기서는 천시가 있게 한 배경을 의미

19) 본 구절은 모든 사람에게 보편적인 자연의 섭리인 천기는 지방·인륜·세회·천시 등 크게 네 가지로 나뉘어져 있음을 말하고 있음

20) 인사(人事): 인간사

21) 거처(居處): 머무르는 곳

22) 당여(黨與): 인척이나 동류에 속하는 사람들과의 인간관계

23) 교우(交遇): 인척이 아닌 사람들과 친소관계에 따른 교제

24) 사무(事務): 마땅히 처리해야하는 일. 그 일을 이루기 위한 노력. 인간사에서 당연히 발생하는 일들의 처리

25) 본 구절은 천기에 상대적인 개념으로 개인 각자가 구체적으로 구현해야 하는 인간사는 거처, 당여, 교우, 사무 등 크게 네 가지로 나뉘어져 있음을 말하고 있음

26) 본 구절은 세상 사람들에게 이목비구를 통한 청시후미(聽視嗅味)는 모두 같음을 말하면서, 사상인의 이목비구 능력에 대해 암시하고 있음

天時極蕩也 世會極大也 人倫極廣也 地方極邈也.

천시는 지극히 크고 넓으며, 세회는 지극히 크고, 인륜은 지극히 넓고,
지방은 지극히 멀다.[27]

肺達事務 脾合交遇 肝立黨與 腎定居處.

폐(肺)는 사무에 통달하고, 비장(脾臟)은 교우를 맺으며, 간(肝)은 당여
를 세우고, 신장(腎臟)은 거처를 안정시킨다.[28]

事務克修也 交遇克成也 黨與克整也 居處克治也.

사무는 잘 처리되어야 하고, 교우는 잘 이루어져야 하며, 당여는 잘 정
리 정돈되어야 하고, 거처는 잘 다스려져야 한다.[29]

頷有籌策 臆有經綸 臍有行檢 腹有度量.

턱(頷;함)에는 주책(籌策)[30]이 있고, 가슴(臆;억)에는 경륜(經綸)[31]이 있
으며, 배꼽(臍;제)에는 행검(行檢)[32]이 있고, 배(腹;복)에는 도량(度量)[33]
이 있다.[34]

---

27) 본 구절은 자연의 섭리인 천기는 그 이치가 지극하여 감히 인간이 어림잡을 수 없음을 말하고
   있음
28) 본 구절은 血이 있는 곳에 氣가 있다는 기혈론 주장과 같이 이제마 선생은 폐에는 사무(의 哀
   력), 비장에는 교우(의 怒력), 간에는 당여(의 喜력), 신장에는 거처(의 樂력)가 있음을 말하고
   있음
29) 본 구절은 수양론적 차원에서 인간사의 네 요소들이 각각 잘 처리되고, 잘 이루어지고, 잘 정
   리 정돈되고, 잘 다스려져야 함을 제시함
30) 주책(籌策); 냄새를 맡고 생각하는 재능
31) 경륜(經綸); 맛을 보고 분별하는 재능
32) 행검(行檢); 듣고 배우는 재능
33) 도량(度量); 넓게 보고 잘 물어보는 재능
34) 본 구절은 하늘의 이치를 의미하는 理心인 주책·경륜·행검·도량이 편소장의 당여인 함억
   제복에 사상인의 특성으로 나타남을 제시하고 있음

籌策不可驕也 經綸不可矜也 行檢不可伐也 度量不可夸也.

주책에는 교만함(驕)이 있어서는 안 되고, 경륜에는 자랑함(矜)이 있어서는 안 되며, 행검에는 우쭐댐(伐)이 있어서는 안 되고, 도량에는 과장함(夸)이 있어서는 안 된다.[35]

頭有識見 肩有威儀 腰有材幹 臀有方略.

머리(頭)에는 식견(識見)[36]이 있고, 어깨(肩)에는 위의(威儀)[37]가 있으며, 허리(腰)에는 재간(材幹)[38]이 있고, 엉덩이(臀)에는 방략(方略)[39]이 있다.[40]

識見必無奪也 威儀必無侈也 材幹必無懶也 方略必無竊也.

식견은 반드시 빼앗음(奪)이 없어야 하고, 위의는 반드시 사치스러움(侈)이 없어야 하며, 재간은 반드시 게으름(懶)이 없어야 하고, 방략은 반드시 절취함(竊)이 없어야 한다.[41]

---

35) 본 구절은 함억제복에 있는 理心인 주책·경륜·행검·도량은 항상 邪心인 교긍벌과에 의해 가려지기 때문에 항상 이를 경계할 것을 말하고 있음

36) 식견(識見); 학식과 견문, 또는 사물을 분별할 수 있는 능력

37) 위의(威儀); 위엄이 있는 태도나 차림새

38) 재간(材幹); 어떤 일을 할 수 있는 재능이나 도리

39) 방략(方略); 일을 꾀하고 행하는데 있어서의 방법과 계략

40) 본 구절은 이로움을 따르는 마음인 利心 즉, 식견·위의·재간·방략이 두견요둔에 있어 각각 태양인·소양인·태음인·소음인의 특성으로 나타나고 있음을 말하고 있음

41) 본 구절은 두견요둔에 있는 이심(利心)이 각각 탈치라절의 태심(怠心)에 가려지지 않도록 경계해야 함을 말하고 있음

耳目鼻口 觀於天也. 肺脾肝腎 立於人也. 頷臆臍腹 行其知也.
頭肩腰臀行其行也.

이목비구[42]는 천기에 상응하고, 폐비간신[43]은 인사에 상응하며, 함억제복[44]은 그 앎(知)을 행하고, 두견요둔[45]은 그 행(行)해야 할 바를 행한다.[46]

天時大同也 事務各立也. 世會大同也 交遇各立也.
人倫大同也 黨與各立也. 地方大同也 居處各立也.

천시[47]는 사람마다 대체로 같고, 사무는 사람에 따라 각각 다르며, 세회[48]는 사람마다 대체로 같고, 교우는 사람에 따라 각각 다르다. 인륜[49]은 사람마다 대체로 같고, 당여는 사람에 따라 각각 다르며, 지방[50]은 사람마다 대체로 같고, 거처는 사람에 따라 각각 다르다.[51]

---

42) 이목비구(耳目脾口); 귀 · 눈 · 코 · 입
43) 폐비간신(肺脾肝腎); 폐 · 비장 · 간 · 신장
44) 함억제복(頷臆臍腹); 턱 · 가슴 · 배꼽 · 아랫배
45) 두견요둔(頭肩腰臀); 머리 · 어깨 · 허리 · 엉덩이
46) 본 구절은 천인지행에 상응하는 인체의 장부와 기관에 관해 말하고 있음
　　(知에 관해서는 함억제복이, 行에 관해서는 두견요둔이 상응함을 말하고 있음)
47) 천시: 여기서는 인의예지(仁義禮智)를 의미함
48) 세회: 여기서는 충효우제(忠孝友悌)를 의미함
49) 인륜: 여기서는 농공상우(農工商虞)를 의미함
50) 지방: 여기서는 전택방국(田宅邦國)을 의미함
51) 본 구절은 천기에 해당하는 천시 · 세회 · 인륜 · 지방은 사람에 따라 변하는 것이 아니라 모든 사람에게 대체로 같은 것이고, 인사에 해당하는 사무 · 교우 · 당여 · 거처는 사람에 따라 각기 다르다는 것을 말하고 있음

籌策博通也 識見獨行也. 經綸博通也 威儀獨行也. 行檢博通也
材幹獨行也. 度量博通也 方略獨行也.

주책은 널리 통하는 앎(知)이고, 식견은 혼자 실천해야 하는 행함(行)이
다. 경륜은 널리 통하는 앎이고, 위의는 혼자 실천해야 하는 행함이다.
행검은 널리 통하는 앎이고, 재간은 혼자 실천해야 하는 행함이다. 도량
은 널리 통하는 앎이고, 방략은 혼자 실천해야 하는 행함이다.[52]

大同者天也 各立者人也 博通者性也 獨行者命也.

모든 사람에게 같은 것은 천기이고, 사람에 따라 다른 것은 인사이며,
널리 통하는 앎은 성(性)이고, 혼자 실천해야 하는 행함은 명(命)이다.[53]

耳好善聲 目好善色 鼻好善臭 口好善味.

귀는 좋은 소리[54]를 좋아하고, 눈은 좋은 빛[55]을 좋아하고, 코는 좋은 냄
새[56]를 좋아하고, 입은 좋은 맛[57]을 좋아한다.[58]

---

52) 본 구절은 천기인 주책, 경륜, 행검, 도량은 널리 통하는 앎이고, 인간사인 식견·위의·재
　간·방략은 각자가 실천해야하는 행임을 말하고 있음
53) 본 구절을 천인성명에서 천기는 모든 사람에게 같은 것이고, 인사는 사람에 따라 다른 것이
　며, 성은 모든 사람에게 널리 통하는 앎이고, 명은 혼자 힘으로 실천해야 하는 행임을 말하고
　있음
54) 좋은 소리; 충효가 두터운 소리
55) 좋은 색깔; 근면하고 검소한 색깔
56) 좋은 냄새; 믿음성이 있는 진실한 냄새
57) 좋은 맛; 어질고 자애로운 맛
58) 본 구절은 사람의 이목비구(태양인·소양인·태음인·소음인)가 천기에 상응하여 청시후미
　(聽視嗅味)하는 과정에서 좋아하는 성(性)의 참 모습에 대해 말하고 있음

善聲順耳也 善色順目也 善臭順鼻也 善味順口也.

좋은 소리는 귀에 거슬리지 아니하고, 좋은 빛은 눈에 거슬리지 아니하며, 좋은 냄새는 코에 거슬리지 아니하고, 좋은 맛은 입에 거슬리지 않는다.[59]

肺惡惡聲 脾惡惡色 肝惡惡臭 腎惡惡味

폐는 나쁜 소리[60]를 싫어하고, 비장은 나쁜 빛[61]을 싫어하며, 간은 나쁜 냄새[62]를 싫어하고, 신장은 나쁜 맛[63]을 싫어한다.[64]

惡聲逆肺也 惡色逆脾也 惡臭逆肝也 惡味逆腎也.

나쁜 소리는 폐에 거슬리고, 나쁜 빛은 비장에 거슬리고, 나쁜 냄새는 간에 거슬리고, 나쁜 맛은 신장에 거슬린다.[65]

頷有驕心 臆有矜心 臍有伐心 腹有夸心.

턱에는 교만한 마음이 있고, 가슴에는 자랑하는 마음이 있고, 배꼽에는 우쭐대는 마음이 있고, 배에는 과장하는 마음이 있다.[66]

---

59) 앞 구절과 연계하여 성(性)의 참(좋은) 모습은 이를 감각하는 기관까지도 순응케 하여 존심양성과 수신입명에 도움이 됨을 말하고 있음

60) 나쁜 소리; 훼방하는, 헐뜯는 소리

61) 나쁜 색깔; 인륜에 어긋나는, 패륜의 색

62) 나쁜 냄새; 음해하는, 남몰래 해치는 냄새

63) 나쁜 맛; 도적질하는 맛

64) 본 구절은 사람의 폐비간신(태양인·소양인·태음인·소음인)이 인사에 상응하는 과정에서 싫어하는 것들을 말하고 있음

65) 본 구절은 앞 구절과 연계하여 나쁜 소리, 나쁜 빛, 나쁜 냄새, 나쁜 맛은 이를 각각 감각하는 폐비간신에 거슬림(건강을 해침)을 말하고 있음

66) 본 구절은 함억제복에 理心을 가리는 교긍벌과의 邪心이 있음을 말하고 있음

驕心驕意也 矜心矜慮也 伐心伐操也 夸心夸志也.

교만한 마음(驕心)⁶⁷⁾이란 교만한 뜻(意)이요, 자랑하는 마음(矜心)⁶⁸⁾이란 자랑하는 생각(慮)이요, 우쭐대는 마음(伐心)⁶⁹⁾이란 우쭐대는 기량(操)이요, 과장하는 마음(夸心)⁷⁰⁾이란 과장하는 의지(志)이다.⁷¹⁾

頭有擅心 肩有侈心 腰有懶心 臀有慾心.

머리(頭)에는 제멋대로 행하는 마음(擅心)이 있고, 어깨(肩)에는 사치한 마음(侈心)이 있고, 허리(腰)에는 게으른 마음(懶心)이 있고, 엉덩이(臀)에는 욕심을 부리는 마음(慾心)이 있다.

擅心奪利也 侈心自尊也 懶心自卑也 慾心竊物也.

제멋대로 행하는 마음이란 이익을 탈취하는 것이고, 사치하는 마음이란 자기를 스스로 높이는 것이며, 게으른 마음이란 자기를 스스로 낮추는 것이고, 욕심을 부리는 마음이란 물건을 도둑질하는 것이다.⁷²⁾

---

67) 교심(驕心); 智를 가리는 마음으로 근면함을 잘난 체 하는 마음
68) 긍심(矜心); 禮를 가리는 마음으로 유능함을 자랑하는 마음
69) 벌심(伐心); 義를 가리는 마음으로 슬기로움을 우쭐거리는 마음
70) 과심(夸心); 仁을 가리는 마음으로 성실함을 과장하는 마음
71) 본 구절은 사심인 교긍벌과하는 마음과 의려조지(意慮操志)의 관계를 말 하고 있음
72) 본 구절은 두견요둔의 利心인 식견·위의·재간·방략이 천치라욕의 怠行에 의해 가려져서 나타나는 행태를 말하고 있음

人之耳目鼻口 好善無雙也. 人之肺脾肝腎 惡惡無雙也. 人之頷臆臍
腹 邪心無雙也. 人之頭肩腰臀 怠行無雙也.

사람의 이목비구는 선한 것을 좋아함이 비할 바가 없고, 사람의 폐비간
신은 악한 것을 싫여함이 비할 바가 없다. 사람의 함억제복은 사심(邪
心)이 비할 바가 없고, 사람들의 두견요둔은 태행(怠行)이 비할 바가 없
다.[73]

堯舜之行仁 在於五千年前 而至于今天下之稱善者 皆曰堯舜.
則人之好善 果無雙也.

요임금과 순임금이 어진 정치를 행한 것은 5천년 전의 일인데 지금까지
도 사람들은 천하의 선한 것을 말할 때 모두가 요와 순을 말한다. 이렇
게 사람이 선함을 좋아함은 어디에도 비할 바가 없다.

桀紂之行暴 在四千年前 而至于今天下之稱惡者 皆曰桀紂.
則人之惡惡 果無雙也.

걸(桀)과 주(紂)가 폭정을 행한 것은 4천 년 전의 일인데 지금까지도 천
하의 악한 것을 말할 때에는 모두가 걸과 주를 말한다. 이렇게 사람이
악함을 싫어함은 어디에도 비할 바가 없다.

---

73) 본 구절은 하늘의 뜻인 性 즉, 理心은 선한 것을 좋아함이 비할 바가 없고, 사람의 행할 도리
인 命 즉, 利心은 악한 것을 싫어함이 비할 바가 없으나, 수양이 부족한 보통 사람들은 理心을
가리는 사심(邪心)과 利心을 가리는 태행(怠行)이 비할 바가 없음을 말하고 있음(끊임없이 수
양해야 함을 암시)

以孔子之聖 三千之徒受敎 而惟顔子 三月不違仁 其餘 日月至焉. 而
心悅誠服者 只有七十二人. 則人之邪心 果無雙也.

공자 같은 성인에게 3천 명의 제자들이 가르침을 받았으나 오직 안자
(顔子)만이 석 달 동안 인(仁)에 어긋남이 없었을 뿐이고, 나머지 제자들
은 하루나 한 달에 그치고 말았으며, 마음을 다해 기뻐하며 정성을 다해
따른 사람은 겨우 72명에 불과하였다. 이렇게 사람의 사심(邪心)[74]은
어디에도 비할 바가 없다.

以文王之德 百年而後崩 未治於天下. 武王周公 繼之然後 大行 而管
叔蔡叔 猶以至親作亂. 則人之怠行 果無雙也.

문왕(文王)이 덕으로 백 년을 다스리고 죽었으나 그의 덕이 천하에 흡족
하지 못했고, 무왕(武王)과 주공(周公)이 이를 계승하여 그 덕을 크게 시
행하였지만 주공의 형과 동생인 관숙과 채숙은 매우 가까운 친척이었으
면서도 반란까지 일으켰다. 이렇게 사람의 태행(怠行)[75]은 어디에도 비
할 바가 없다.[76]

---

74) 사심(邪心; 驕矜伐令); 정도에서 벗어난 교만한 · 자랑하는 · 우쭐대는 · 과장하는 마음
75) 태행(怠行; 擅侈懶慾); 태심에 의해 야기되는 제멋대로 행하는 · 사치한 · 게으른 · 욕심을 부리
    는 행동
76) 본 구절에서는 고사를 인용하여 사람들의 내면에 하늘에서 부여받은 하늘의 뜻인 성(性), 즉
    선한 것을 좋아하는 마음과 사람으로서 마땅히 해야 하는 행할 도리로 부여받은 명(命), 즉 악
    한 것을 싫어하는 마음이 있는 반면, 이에 못지않게 성과 명을 가리고 방해하는 교긍벌과의
    사심과 탈치라절의 태심이 함께 존재함을 강조하고 있음

耳目鼻口 人皆可以爲堯舜. 頷臆臍腹 人皆自不爲堯舜.
肺脾肝腎 人皆可以爲堯舜. 頭肩腰臀 人皆自不爲堯舜.

이목비구는 사람 모두가 요순과 같이 될 수 있으나, 함억제복은 사람 모
두가 저절로 요순과 같이 될 수 있는 것이 아니다. 폐비간신은 사람 모
두가 요순과 같이 될 수 있으나, 두견요둔은 사람 모두가 저절로 요순과
같이 될 수 있는 것이 아니다.[77]

人之耳目鼻口 好善之心 以衆人耳目鼻口論之 而堯舜 未爲加一鞭
也. 人之肺脾肝腎 惡惡之心 以堯舜肺脾肝腎論之 而衆人
未爲少一鞭也. 人皆可以爲堯舜者 以此.

사람의 이목비구가 선(善)을 좋아하는 마음은 보통 사람의 이목비구를
가지고 말하더라도 요순이 조금도 나은 것이 없고, 사람의 폐비간신이
악(惡)을 싫어하는 마음은 요순의 폐비간신을 가지고 말하더라도 보통
사람이 조금도 못할 것이 없다. 사람 모두가 요순이 될 수 있다는 것은
이 때문이다.

人之頷臆臍腹之中 誣世之心 每每隱伏也. 存其心養其性 然後
人皆可以 爲堯舜之知也.

사람의 함억제복 중에는 세상을 속이는 마음이 항상 숨어 있다. 그러므
로 그 마음을 보존(存心)하여 그 성을 기른(養性) 연후에야 사람은 모두
요순과 같은 앎(知)을 지닐 수 있을 것이다.

---

77) 본 구절은 하늘로부터 부여받은 이목비구의 선을 좋아함과 폐비간신의 악을 싫어함은 성인과
   범인이 다르지 않으나, 범인의 함억제복에 있는 理心과 두견요둔에 있는 利心은 각각 사심과
   태심에 의해 언제든지 가려질 수 있기 때문에 끊임없는 수양이 없이는 저절로 요순과 같이 될
   수 없음을 강조하고 있음

人之頭肩腰臀之下 罔民之心 種種暗藏也. 修其身立其命 然後
人皆可以爲堯舜之行也. 人皆自不爲堯舜者 以此.

사람의 두견요둔 밑에는 사람을 속이는 마음이 여러 갈래로 숨어 있다.
그러므로 그 몸을 닦아(修身) 그 명을 갖춘(立命) 연후에야 사람은 모두
요순과 같은 해야 할 바를 행(行)할 수 있을 것이다. 사람 모두가 저절로
요순이 될 수 없다고 한 것은 이 때문이다.[78]

耳目鼻口之情 行路之人 大同於協義 故好善也.
好善之實 極公也 極公則亦極無私也.
肺脾肝腎之情 同室之人 各立於擅利 故惡惡也. 惡惡之實 極無私也.
極無私則亦極公也.
頷臆臍腹之中 自有不息之知 如切如磋 而驕矜伐夸之私心 卒然敗
之 則自棄其知 而不能博通也.
頭肩腰臀之下 自有不息之行 赫兮咺兮 而奪侈懶竊之慾心 卒然陷之
則自棄其行 而不能正行也.

이목비구의 정(情)은 길을 가는 사람도 의로움에 협력하려는 바가 같다.
그러므로 선을 좋아하는 것이다.

선을 좋아함은 진실하고 정성스러워서 지극히 공정한 것이고 지극히 공
정하기 때문에 지극히 사사로움이 없다.

폐비간신의 정(情)은 한 집안의 사람이라도 이익을 독차지 하려는 바가
각자가 다르다. 그러므로 악을 싫어하는 것이다. 악을 싫어함은 참되고
진실하여 지극히 사사로움이 없는 것이고 지극히 사사로움이 없기 때문
에 지극히 공정하다.

함억제복 중에는 스스로 쉬지 않고 앎(知)을 위해 다듬고 연마하고 있는
데 교긍벌과[79]하는 사사로운 마음이 갑자기 이것을 이겨버리면 스스로

그 앎(知)을 포기하게 되어 널리 통하는 앎(知)이 불가능하게 된다. 두견요둔 밑에는 스스로 쉬지 않고 해야 할 바를 행하려 함(行)이 당당하고 분명하지만 탈치나절[80]의 욕심이 갑자기 이것을 무너뜨리면 스스로 그 해야 할 바 행함(行)을 포기하게 되어 그 해야 할 바 행함(行)을 바르게 할 수 없게 된다.[81]

耳目鼻口 人皆知也. 頷臆臍腹 人皆愚也. 肺脾肝腎 人皆賢也.
頭肩腰臀 人皆不肖也.

이목비구는 사람마다 모두 지혜로운 것이고, 함억제복은 사람마다 모두 어리석은 것이며, 폐비간신은 사람마다 모두 어진 것이고, 두견요둔은 사람마다 모두 미련한 것이다.[82]

---

78) 본 구절은 누구나가 마음을 보존하여 그 성을 기르고 그 몸을 닦아 천명에 순종함으로써 성인 수준의 앎(知)과 행함(行)에 도달할 것을 권면하고 있음

79) 교긍벌과(驕矜伐夸); 理心을 방해하는 사심인 교만한 · 뽐내는 · 우쭐대는 · 뻐기는 마음

80) 탈치나절(奪侈懶竊); 利心을 방해하는 태행(怠行)인 탈취하고 · 사치하고 · 게으르고 · 도둑질하는 행위

81) 본 구절에서는 존심양성(存心養性)과 수신입명(修身立命)이 잘 되지 않는 이유를 구체적으로 말하고 있음

82) 본 구절은 위에서 "이목비구는 선한 것을 좋아함이 비할 바가 없고, 폐비간신은 악한 것을 싫어함이 비할 바가 없으며, 함억제복은 사심이 비할 바가 없고, 두견요둔은 태심이 비할 바가 없다."고 하였는 바 그 결과를 말하고 있음

人之耳目鼻口 天也 天知也. 人之肺脾肝腎 人也 人賢也.
我之頷臆臍腹 我自爲心 而未免愚也 我之免愚 在我也.
我之頭肩腰臀 我自爲身 而未免不肖也. 我之免不肖 在我也.

사람의 이목비구는 하늘에 해당하는데 하늘은 지혜로운 것이고, 사람의
폐비간신은 사람에 해당하는데 사람은 어진 것이다.

나의 함억제복은 나 스스로가 내 마음으로 삼았으니 우매함을 면할 수
없으나, 내가 그 우매함을 면하는 길은 나에게 있다. 나의 두견요둔은
나 스스로가 몸으로 삼았으니 그 부족(不肖)함을 면할 수가 없다. 그러
나 내가 그 부족(不肖)함을 면하는 길은 나에게 있다.[83]

天生萬民 性以慧覺 萬民之生也 有慧覺則生 無慧覺則死.
慧覺者 德之所由生也.

하늘이 만민을 낳을 때에 성(性)으로써 혜각(慧覺)을 부여하였으니, 만
민의 삶은 혜각이 있으면 살고 혜각이 없으면 죽는다. 혜각이란 덕(德)
이 생겨나는 바탕이다.[84]

---

83) 본 구절은 사람의 이목비구가 청시후미하는 것은 하늘이 하는 것과 같기 때문에 사람의 이목
   비구를 하늘에 해당한다고 했고, 사람의 폐비간신은 천명에 순응하여 인사를 행하기에 사람에
   해당한다고 했음. 사람은 함억제복 중에 앎(知)을 간직하고 있고, 두견요둔 밑에 행함(行)을 간
   직하고 있기 때문에 각각 내 마음과 몸으로 삼았다고 하였으며, 수양에 의해 우매함과 불초함
   을 면할 수 있기 때문에 그 면하는 길 역시 자신에게 있음을 말하고 있음

84) 사람이 태어날 때 성(性)으로 '진리를 깨닫는 지혜'인 혜각을 부여받았는바 진리를 깨닫도록
   노력하여 덕을 쌓아야 함을 암시하고 있음

天生萬民 命以資業 萬民之生也 有資業則生 無資業則死.
資業者 道之所由生也.

하늘이 만민을 낳을 때에 명(命)으로써 생업을 부여하였으니, 만민의 삶은 생업이 있으면 살고, 생업이 없으면 죽는다. 생업이란 도(道)가 생겨나는 바탕이다.[85]

仁義禮智 忠孝友悌 諸般百善 皆出於慧覺.
士農工商 田宅邦國 諸般百用 皆出於資業.

인의예지(仁義禮智)[86], 충효우제(忠孝友悌)[87] 등 모든 선(善)은 모두가 혜각에서 나오고, 사농공상(士農工商)[88], 전택방국(田宅邦國)[89] 등 살아가는데 필요한 모든 것들은 모두가 생업에서 나온다.[90]

---

85) 본 구절은 앞 구절과 연계하여 사람은 태어날 때 천명으로 생업을 부여받아 생업이 곧 생명인 바, 생업에 전념하여 도를 행해야 함을 암시하고 있음

86) 인의예지; 인자함, 의로움, 예의바름, 지혜로움(사람이 갖추어야 할 네 가지 덕)

87) 충효우제; 임금에겐 충성, 부모에겐 효도, 형제 및 친지간에는 우애(유교의 실천윤리)

88) 사농공상; 선비 · 농부 · 기술자 · 상인

89) 전택방국; 논 · 밭 · 집 · 나라

90) 본 구절은 혜각을 갖도록 힘써 노력해야 하고 생업에 전념해야 하는 이유를 설명하고 있음

慧覺 欲其兼人而有教也. 資業 欲其兼己而有功也.
慧覺私小者 雖有其傑 巧如曹操而不可爲教也.
資業橫濫者 雖有其雄 猛如秦王而不可爲功也.

혜각은 다른 사람의 몫까지 겸하고자 해야만 사람을 가르칠 수 있고, 생업은 자신을 청렴하게 하려 해야만 공을 세울 수가 있다. 혜각이 사사롭고 작은 사람은 비록 그 능력이 탁월하다 해도 간교하기가 조조(曹操)와 같아서 그것을 가르침으로 삼을 수가 없고, 생업을 함부로 하는 사람은 비록 그 면모가 영웅답다고 해도 사납기가 진시황 같아서 그것을 공으로 삼을 수가 없다.[91]

好人之善 而我亦知善者 至性之德也. 惡人之惡 而我必不行惡者
正命之道也. 知行 積則道德也 道德 成則仁聖也.
道德 非他 知行也. 性命 非他 知行也.

사람들의 선을 보고 좋아하여 나 역시 선함을 앎(知)이 지성(至性)의 덕(德)이고, 사람들의 악을 보고 싫어하여 나도 기필코 악함을 행치 않음(行)이 정명(正命)의 도(道)이다. 앎(知)과 행함(行)이 쌓인 것이 곧 도덕이고, 도덕이 이루어진 것이 곧 인성(仁聖)[92]이다. 도덕이란 다른 것이 아니라 앎(知)과 행함(行)이고, 성명(性命)[93] 역시 다른 것이 아니라 앎(知)과 행함(行)이다.[94]

---

91) 본 구절은 혜각은 남의 몫까지 겸하려 해야 하고, 생업은 자신을 청렴하게 하려 해야 함을 말하여 성(性)을 인지하고 명(命)을 행하는 방법을 말하고 있음
92) 인성(仁聖); 인(仁)은 과실이 성숙한 것을 의미, 최고의 성스러움
93) 성명(性命); 사람의 타고난 성품과 당연히 지켜야 하는 삶의 방법에 대한 하늘의 명령
94) 본 구절은 지행의 의미와 성명, 도덕, 인성과의 상관성에 대해 말해주고 있음
    (도덕 = 지행 = 성명)

或曰 擧知而論性 可也 而擧行而論命 何義耶. 曰命者 命數也.
善行則命數 自美也 惡行則命數 自惡也. 不待卜筮而可知也.
詩云 永言配命 自求多福 卽此義也.

어떤 사람이 "앎(知)을 가지고 성(性)을 논하는 것은 알겠는데, 행함(行)
을 가지고 명(命)을 논하는 것은 그 뜻이 무엇인가?"라고 물었다. 내가
"명이란 명수(命數)이다. 선행을 하면 명수는 자연히 좋아질 것이고, 악
행을 하면 명수는 자연히 나빠질 것이라는 것은 점을 쳐보지 않더라도
알 수 있다."고 대답했다. 『시경』에 말한 "오래 오래 명(命)을 받들어서
스스로 다복(多福)을 구한다."함이 바로 그 뜻이다. [95]

或曰 吾子之言 曰耳聽天詩 目視世會 鼻嗅人倫 口味地方, 耳之聽天
時 目之視世會 則可也, 而鼻 何以嗅人倫 口何以味地方乎. 曰處於
人倫 察人外表 默探各人才行之賢不肖者 此非嗅耶, 處於地方 均嘗
各處人民生活之地利者 此非味耶.

어떤 사람이 말하기를 "그대는 귀로는 천시를 듣고 눈으로는 세회를 보
고 코로는 인륜을 냄새 맡고 입으로는 지방을 맛본다고 말하는데, 귀가
천시를 듣고 눈이 세회를 본다는 것은 가능하나 코가 어떻게 인륜을 냄
새 맡고 입이 어떻게 지방을 맛보는가?"라고 물었다. 내가 말하기를 "인
륜을 두고 말하면 사람의 외모만을 관찰하고도 그 사람의 재능과 행실
이 어진지 아닌지를 말하지 않고도 탐색할 수가 있는데 이것이 곧 냄새
를 맡는 것이 아니겠는가! 지방을 두고 말하면 각처의 인민생활에 그 지
역이 이익이 되는지를 고르게 맛볼 수가 있는데 이것이 곧 맛을 보는 것
이 아니겠는가!"라고 대답했다. [96]

存其心者 責其心也. 心體之明暗 雖若自然 而責之者 清, 不責者 濁.

馬之心覺黠 於牛者 馬之責心黠 於牛也.

鷹之氣勢 猛於鴟者 鷹之責氣 猛於鴟也.

心體之淸濁 氣宇之强弱 在於牛馬鴟鷹者 以理推之而猶然況於人乎.

或相倍蓰 或相千萬者 豈其生而輒得. 茫然不思 居然自至而然哉.

그 마음을 살핀다는 것은 그 마음을 꾸짖는 것이다. 마음의 본체가 밝고 어두운 것이 자연히 그렇게 된 것 같지만 마음을 꾸짖는 자는 그 마음이 맑(淸)고, 꾸짖지 않는 자는 그 마음이 탁(濁)하다. 말(馬)의 마음 깨달음이 소(牛)의 마음 깨달음보다 나은 것은 말이 그 마음을 책망하는 것이 소가 마음을 책망하는 것보다 민첩하기 때문이다.

매의 기세가 솔개보다 사나운 것은 매의 꾸짖는 기세가 솔개보다 사납기 때문이다. 마음 본체의 청탁(淸濁)이나 기개와 도량의 강약이 소나 말, 매와 솔개에 있어서도 이와 같은 이치이거늘 하물며 사람에게 있어서야 어떠하겠는가!

혹 두 배나 다섯 배, 혹 천 배나 만 배가 되는 것이 어찌 태어나면서 바로 그렇게 되었을 것이며 아무것도 생각하지 않고 아무 노력도 없이 저절로 그렇게 되었겠는가![97]

---

95) 본 구절은 성(性)은 앎을 이룸(致知)에 있고 명(命)은 행하는데 있음을 강조하면서 천명을 받들어 사는 것이 제 명에 사는 것임을 말하고 있음

96) 본 구절은 위에서 설명한 이목비구를 통해 청시후미하는 의미를 구체적으로 설명하고 있음

97) 본 구절은 마음을 살피고 몸을 닦는(存其心 責其心) 수양에 대하여 설명하면서 일상생활 속에서 꾸준히 마음을 살피고 몸을 닦아 수양하는 것이 완성된 인간으로 되어가는 길임을 말하고 있음

나. 사단론(四端論)

제2장에서 제시한 대로 사단(四端)이란 『맹자』의 공손추(公孫丑) 상(上)에 나오는 측은지심(惻隱之心)·수오지심(羞惡之心)·시비지심(是非之心)·사양지심(辭讓之心)을 말한다. 사람은 이 사단을 잘 확충하여 올바르게 되어야 하는데, 현실적 요인들에 의하여 확충에 방해를 받기 때문에 수양을 통해 이를 극복해 나가야 한다는 것이 사단론의 요지이다.

이제마 선생은 모든 사람은 사상인(四象人) 즉, 폐가 크고 간이 작은(肺大肝小) 태양인(太陽人), 비장이 크고 신장이 작은(脾大腎小) 소양인(少陽人), 간이 크고 폐가 작은(肝大肺小) 태음인(太陰人), 신장이 크고 비장이 작은(腎大脾小) 소음인(少陰人) 중 한 사람으로 편대장(偏大臟)과 편소장(偏小臟)이 다르게 태어나는데, 이렇게 선천적으로 장부의 대소가 다름으로써 나타나는 특성은 어떠한 후천적인 방법으로도 변하지 않는다고 했다. 이렇게 사상인을 구분하는 폐대간소·비대신소·간대폐소·신대비소가 사상의학에서 말하는 사단이다. 이 사상의학적 사단은 유교 경전 중 하나인 『맹자』의 '사단론'과 무관하지 않다. 선생이 사단론에서 실제로 성리학의 사단과 칠정을 언급하고 있지는 않지만 내용면에 있어서는 그 중심 사상인 사단설을 기본으로 확충하여 전개하고 있기 때문이다.

또한 사단론에서 "희노애락(喜怒哀樂)이 아직 발동하지 않은 것을 중(中)이라 하고 발동하여 모두 중절에 이른 것을 화(和)라 한다. 희노애락이 아직 발동되기 전에 항상 경계한다면 이것이 곧 점차로 중에 가까워지는 것이 아니겠는가? 희노애락이 이미 발동했다 해도 스스로 반성한다면 이것이 곧 점차로 절(節)에 가까워지는 것이 아니겠는가?"하여 애노희락이 발동하기 전에는 발동하게 될 경우 중절에 이르도록 항상 경계하고, 이미 발동한 후에는 반성하여 중절에 이르도록 항상 노력해야 함을 강조하고 있는데, 선생의 이러한 견해는 유교 경전 중의 하나인『中庸』에서 그 의미를 「中和」라고 하고, 이때 「中」은 희노애락의 감정이 일어나지 않는 상태를, 「和」는 일어나되 모두 절도에 맞는 것을 말하는 것으로, 「中和」는 곧 세계의 질서를 지우는 조화의 기틀인바 원래 하늘로부터 부여받은 것을 발현하고 확충하는 것을 의미한다는 견해와 맥을 같이 하고 있음을 알 수 있다.

이러한 사상적 배경하에 선생은 모든 사람은 타고난 장부의 특성에 따라 사단을 발함과 역행함에도 차이가 있을 수 있다는 것을 전제로 본 사단론과 다음 절의 확충론을 전개하고 있다. 즉 인의예지는 마음속에 간직된 선성(善性)이지만 발동하게 되면 체질에 따라 이 중 하나는 일상에서 정상 이상으로, 다른 하나는 정상 이하로 표출되어 그 체질로서의 특징을 나타낸다고 하고 있다. 애노희락(哀怒喜樂)은 마음속에서는 애노희락으로 존재하지만 발동한 후에는 체질에 따라 이 중 하나는 정상 이상으로 표출되어 체질에 따른 정기(情氣)로서의 특징을 보인다는 것이다. 이렇게 애노희락으로 표출된 정기는 그 사람의 수양여부에 따라 순동(純動)하기도 하고 역동(逆動)하기도 하는데, 역동하게 되면 그것이 병인(病因)으로 작용하게 된다고 한다.

이를 종합하면 사상인은 각각 편대장과 편소장을 서로 다르게 가지고 태어나는데, 이 선천적인 장부의 대소 특징이 실마리가 되어 理心과 利心이 다르게 표출되기 때문에 세상사에 임하는 태도와 반응이 다르고, 그 결과 나타나는 질병도 다르다는 것이다. 따라서 치료하는 방법이 달라야 하며 섭생도 달라야 하고 평소 수양해야 하는 내용도 달라야 한다는 것이다.

그래서 사상의학적 시각에서는『맹자』의 사단과 연계하여 "사람은 타고난 장리에 따라 인의예지(仁義禮智) 중에서 중시하는 바와 경시하는 바가 다르다."는 관점 하에 장부의 대소에 따라 중시하는 바가 다르고 경시하는 바가 다르다고 말하고 있다. 즉 장부의 대소에 따라 태양인은 仁을 중시하고 禮를 경시하며, 소양인은 義를 중시하고 智를 경시하며, 태음인은 禮를 중시하고 仁을 경시하며, 소음인은 智를 중시하고 義를 경시한다는 것이다.

본 사단론은 크게 사상인의 장부의 대소, 사유지사상, 사상인의 성정, 애노희락과 중절의 네 가지 내용을 다루고 있다.

〈東醫壽世保元〉

사단론(四端論)

人稟臟理 有四不同. 肺大而肝小者 名曰太陽人. 肝大而肺小者 名曰太陰人. 脾大而腎小者 名曰少陽人. 腎大而脾小者 名曰少陰人.

사람이 선천적으로 타고난 장부의 이치에는 서로 다른 네 가지가 있다. 폐가 크고 간이 작은 사람을 태양인(太陽人)이라 하고, 간이 크고 폐가 작은 사람을 태음인(太陰人)이라 하며, 비장이 크고 신장이 작은 사람을 소양인(少陽人)이라 하고, 신장이 크고 비장이 작은 사람을 소음인(少陰人)이라 한다.[98]

---

98) 본 구절에서는 사상의학의 사단을 정의하고 있음. 여기서 말하는 장부는 폐 · 비장 · 간 · 신장만이 아니고 그 장부와 같은 유형의 생리작용을 하는 장부들과 때로는 그 장부 주관의 생리 및 병리유형까지 포함하여 말하며, 장부의 대소(大小)는 '물리적 크기' 보다는 '기능적 강약(强弱)'을 의미한다고 할 수 있음.

人趑心慾 有四不同. 棄禮而放縱者 名曰鄙人. 棄義而偸逸者
名曰懦人. 棄智而飾私者 名曰薄人. 棄仁而極慾者 名曰貪人.

사람이 마음에서 일어나는 욕심을 따름에는 서로 다른 네 가지가 있다.
예(禮)를 버리고 방종한 사람을 비인(鄙人; 천한 사람)이라 하고, 의(義)
를 버리고 안일함을 꾀하는 사람을 나인(懦人; 게으른 사람)이라 하며,
지(智)를 버리고 사사로움을 꾸미는 사람을 박인(薄人; 경박한 사람)이
라 하고, 인(仁)을 버리고 욕심만을 부리는 사람을 탐인(貪人; 탐욕스런
사람)이라 한다.[99]

五臟之心 中央之太極也. 五臟之肺脾肝腎 四維之四象也. 中央之太
極 聖人之太極 高出於衆人之太極也. 四維之四象 聖人之四象
旁通於衆人之四象也.

오장 중에서 심(心)[100]은 중앙의 태극(太極)이고, 오장 중에서 폐비간신
(肺脾肝腎)은 사유(四維)[101]의 사상(四象)이다. 중앙의 태극은 성인(聖人)
의 태극이 뭇사람의 태극보다 지극히 뛰어나고, 사유의 사상은 성인의
사상과 뭇사람의 사상이 두루 통한다.[102]

---

99) 본 구절은 사람이 심욕의 차이에 의해 인의예지 중 어느 한 가지를 버렸을 때 나타나는 현실
   속에서의 대표적인 네 가지 인간상을 설명하면서 이는 장리의 특성에 따른 경향성으로 표출
   되기 때문에 사상인들에게 각각 경계해야 할 대상을 암시하고 있음
100) 여기서 말하는 심(心)은 해부학적 심이면서도 인체를 총괄하여 일신을 모든 일들을 주재하는
   심(心)을 의미함
101) 사유는 동서남북의 사방을 의미, 여기서는 네 귀퉁이를 의미함
102) 본 구절은 사상의학의 기본원리인 사유지사상으로 그 내용은 사람은 오장중 중앙에 위치한
   심이 네 귀퉁이에 있는 폐비간신을 통제하여 일신을 주재해 나간다는 개념임. 이 구도는 성
   인이나 뭇사람이나 다를바가 없는데 오장의 기능 전체를 지배하는 중앙의 심이 전체를 통제
   하는 능력 면에서 성인이 뭇사람보다 더 뛰어난 반면, 폐비간신은 그저 심의 주재에 응하기
   만 하면 되기 때문에 성인이나 뭇사람이 사람이 같다고 말하고 있음

太少陰陽之 臟局短長 四不同中, 有一大同 天理之變化也.
聖人與衆人 一同也. 鄙薄貪懦之 心地淸濁 四不同中, 有萬不同
人慾之闊狹也. 聖人與衆人 萬殊也.

태소음양인의 장국이 짧고 긴 것은 네 가지로 다르게 나타나는데, 한 가
지 같은 것은 천리(天理)의 변화(變化)이다. 이것은 성인이나 뭇사람이
하나로 같다. 비박탐나 마음 바탕의 맑고 탁함은 네 가지로 다르게 나타
나는데, 그런 중에도 천차만별한 것은 사람 욕심의 넓고 좁음이다. 이것
은 성인과 뭇사람이 각양각색이다.[103]

太少陰陽之短長變化 一同之中, 有四偏 聖人 所以希天也.
鄙薄貪懦之淸濁闊狹 萬殊之中, 有一同 衆人 所以希聖也.

태소음양인의 장부가 짧고 길게 변하는 것은 한 가지로, 같은 중에 네
가지 유형으로 나타나는 것은 성인이 하늘 되기를 희망하기 때문이다.
비박탐나가 맑고 흐리고 넓고 좁음에 따라 각양각색으로 나타나는 중에
한 가지로 같은 것은 뭇사람들이 성인이 되기를 희망하기 때문이다.[104]

---

103) 본 구절에서는 사람은 장국의 길고 짧음에 의해 네 가지 체질로 분류 되는데 그 기본적인 이
치를 따름은 다르지 않으나 비박탐나에 의한 마음의 청탁 정도는 수양 수준에 따라 다르기
때문에 서로 다른 체질 간에는 물론 같은 체질이라 해도 그 특성이 각양각색으로 나타남을
말하고 있음
104) 본 구절에서는 사상인 장부의 장·단 차이가 네 가지 유형으로 구분되게 함은 성인들처럼 주
어진 조건에 안주하지 않고 꾸준히 노력하게 하려는데 그 뜻이 있고, 사람들이 비박탐나에
빠져서 그 양상이 각양각색으로 나타난다 해도 공통점을 가지고 교화할 수 있는 것은 모두가
성인처럼 되기 위해 꾸준히 노력하는 정신이 있기 때문임을 말하고 있음

聖人之臟 四端也, 衆人之臟 亦四端也. 以聖人一四端之臟 處於衆人
萬四端之中 聖人者 衆人之所樂也.

聖人之心 無慾也 衆人之心 有慾也. 以聖人一無慾之心 處於衆人萬
有慾之中 衆人者 聖人之所憂也.

성인의 장부도 사단[105]이며, 뭇사람의 장부도 사단이다. 성인의 한 개
사단(四端)의 장부가 뭇사람의 만 개 사단의 장부 가운데에 처할 수 있
기 때문에 뭇사람들이 성인을 좋아하는 것이다.

성인의 마음은 욕심이 없으나[106] 뭇사람들의 마음은 욕심이 있다. 성인
의 욕심하나 없는 마음이 뭇사람의 만 개 욕심 있는 마음 가운데 처할 수
있기 때문에 성인이 뭇사람들을 근심하는 것이다.[107]

然則天下衆人之臟理 亦皆聖人之臟理 而才能 亦皆聖人之才能也.
以肺脾肝腎 聖人之才能, 而自言曰 我無才能云者 豈才能之罪哉
心之罪也.

그런즉 천하 뭇사람의 장리도 역시 모두 성인의 장리이고 재능 역시 모
두 성인의 재능이다. 폐비간신은 성인의 재능이면서 스스로 말하기를
나는 재능이 없다고 하는 것이 어찌 재능이 죄이겠는가, 마음이 죄이
지.[108]

---

105) 여기서 사단은 우리 몸의 폐비간신을 말함
106) 여기서 무욕(無慾)은 도교나 불교에서의 청정·적멸한 무욕이 아니라, 유교에서 배우는 것을
     싫어하지 않고 가르치는 것을 게을리 하지 않는 성인의 무욕을 의미함
107) 본 구절은 앞의 사유지사상에 의거하여 성인이나 뭇사람이나 사유에 배열되어 있는 폐비간
     신은 다르지 않기 때문에 뭇사람도 성인이 하는 바를 따를 수 있다는 데서 즐거움이 있는데,
     사단을 주재하는 중앙의 태극의 심은 성인과 뭇사람 간에 차이가 심하기 때문에 무욕의 성인
     이 심욕에 가려 있는 뭇사람을 보고 항상 근심한다는 것을 말하고 있음
108) 본 구절은 앞 구절과 연계하여 뭇사람과 성인은 장리가 같고 폐·비·간·신도 같아 그 재능
     에 차이가 없음에도 스스로 자신은 재능이 없다고 말들을 하는데, 성인과 뭇사람은 심(心)의
     자책지심에서 차이가 나기 때문에 폐·비·간·신의 재능이 아니라 마음이 죄라고 말하고
     있음

浩然之氣 出於肺脾肝腎也, 浩然之理 出於心也. 仁義禮智四臟之氣
擴而充之 則浩然之氣 出於此也, 鄙薄貪懦一心之慾明而辨之
則浩然之理 出於此也.

호연지기(浩然之氣)[109]는 폐비간신에서 나오고, 호연지리(浩然之理)[110]
는 심(心)에서 나온다. 인의예지 사장(四臟)의 기(氣)가 확충되면 호연지
기가 여기에서 나오고, 비박탐나의 심욕지기가 분명하게 분별되면 호연
지리는 여기에서 나온다.[111]

聖人之心無慾云者 非淸淨寂滅如老佛之無慾也. 聖人之心深憂天下
之不治 故非但無慾也 亦未暇及於一己之慾也.
深憂天下之不治 而未暇及於一己之慾者 必學不厭而敎不倦也.
學不厭而敎不倦者 卽聖人之無慾也. 毫有一己之慾 則非堯舜之心也,
暫無天下之憂則非孔孟之心也.

성인의 마음에 욕심이 없다고 말하는 것은 노자와 부처의 청정하고 적
멸한 무욕을 말하는 것이 아니다. 성인의 마음에는 '천하가 잘 다스려
지지 않는 것을 깊이 우려함'이 있기 때문에, 비단 욕심이 없을 뿐만 아
니라 자기 한 몸의 욕심을 부릴 겨를도 없다는 것이다. 천하가 잘 다스
려지지 않는 것을 깊이 우려하고 자기 한 몸의 욕심을 부릴 겨를이 없다
는 것은 곧 배우기를 싫어하저 않고, 가르치기를 게을리 하지 않는 것
이다.

배우기를 싫어하지 않고 가르치기를 게을리 하지 않는 것이 바로 성인
의 무욕인 것이다. 추호라도 자기 한 몸을 위한 욕심이 있다면 이는 요
순의 마음이 아니요, 잠시라도 천하를 우려함이 없다면 이는 공자와 맹
자의 마음이 아니다.[112]

太陽人 哀性遠散 而怒情促急. 哀性遠散 則氣注肺 而肺益盛 怒情促急 則氣激肝而肝益削, 太陽之臟局 所以成形於肺大肝小也.

태양인은 애성(哀性)은 멀리 흩어지고[113]노정(怒情)은 몹시 급하다. 애성이 멀리 흩어지면 기(氣)가 폐로 주입되어 폐는 더욱 왕성해지고, 노정이 몹시 급하면 기(氣)가 간을 격동하여 간은 더욱 삭감된다. 태양인의 장국이 '폐가 크고 간이 작게' 형성되는 것은 이 때문이다.

少陽人 怒性宏抱 而哀情促急. 怒性宏抱 則氣注脾 而脾益盛 哀情促急 則氣激腎而腎益削. 少陽之臟局 所以成形於脾大腎小也.

소양인은 노성(怒性)은 넓게 품으며[114]애정(哀情)은 몹시 급하다. 노성이 넓게 품으면 기가 비장으로 주입되어 비장은 더욱 왕성해지고, 애정이 몹시 급하면 기가 신장을 격동하여 신장이 더욱 삭감된다. 소양인의 장국이 '비장이 크고 신장이 작게' 형성되는 것은 이 때문이다.

---

109) 사람이 올바른 길을 가고 올바른 행동을 계속하는 과정에서 마음에 자연적으로 느껴지는 지극히 평화로우면서도 광명정대한 정기를 말하는데, 이제마 선생은 이를 폐비간신에서 우러나오는 기(氣)로 정의함

110) 이제마 선생이 정의한 것으로 심(心)에서 우러나오는 사람의 마음속에 가득 차 있는 어긋남이 없고 부끄럽지 않은 도리를 의미함

111) 본 구절은 목표를 정하고 꾸준히 정의를 행함으로써 폐·비·간·신의 기를 확충하여 호연지기를 기르고, 마음을 살펴 비·박·탐·나의 심욕을 분명하게 분별함으로써 호연지리를 기를 것을 강조함

112) 본 구절은 사상의학에서 이상향으로 삼고 있는 무욕의 성인 상으로 현실 속에서 백성을 걱정하는 요순과 공맹을 제시하고 있음

113) 태양인의 폐가 커서 숨을 내쉬는 것이 멀리까지 가기 때문에 애성은 멀리 흩어진다고 한 것임

114) 소양인의 가슴이 넓고 크기 때문에 노성은 넓게 품는다고 한 것임

太陰人 喜性廣張 而樂情促急. 喜性廣張 則氣注肝 而肝益盛 樂情促
急 則氣激肺而肺益削. 太陰之臟局 所以成形於肝大肺小也.

태음인은 희성(喜性)은 넓게 퍼지고[115] 낙정(樂情)은 몹시 급하다. 희성
이 넓게 퍼지면 기가 간으로 주입되어 간은 더욱 왕성해지고, 낙정이 몹
시 급하면 기가 폐를 격동하여 폐는 더욱 삭감된다. 태음인의 장국이
'간이 크고 폐가 작게' 형성되는 것은 이 때문이다.

少陰人 樂性深確 而喜情促急. 樂性深確 則氣注腎 而腎益盛 喜情
促急 則氣激脾而脾益削. 少陰之臟局 所以成形於腎大脾小也.

소음인은 낙성(樂性)은 깊고 단단하며[116] 희정(喜情)은 몹시 급하다. 낙
성이 깊고 단단하면 기가 신장으로 주입되어 신장은 더욱 왕성해지고,
희정이 몹시 급하면 기가 비장을 격동하여 비장은 더욱 삭감된다. 소음
인의 장국이 '신장이 크고 비장이 작게' 형성되는 것은 이 때문이다.[117]

肺氣 直而伸, 脾氣 栗而包. 肝氣 寬而緩, 腎氣 溫而畜. 肺以呼 肝以
吸, 肝肺者 呼吸氣液之門戶也. 脾以納 腎以出, 腎脾者 納水穀之府
庫也.

폐의 기는 곧게(直) 뻗으며(伸), 비장의 기는 단단하게(栗) 끌어안는다
(包). 간의 기는 너그러우며(寬) 느리고(緩), 신장의 기는 따뜻하게(溫)
축적한다(畜). 폐로는 내쉬고 간으로는 들이쉬니, 간과 폐는 기(氣)와
액(液)을 호흡하는 문호이다. 비장은 받아들이고 신장은 내보내니 신장
과 비장은 수(水)와 곡(穀)을 출납하는 창고이다.[118]

哀氣直升 怒氣橫升 喜氣放降 樂氣陷降. 哀怒之氣上升 喜樂之氣下
降. 上升之氣過多 則下焦傷, 下降之氣過多 則上焦傷.

애기(哀氣)는 곧게 오르고(直升) 노기(怒氣)는 옆으로 오르며(橫升), 희

기(喜氣)는 완만하게 하강하고(放降) 낙기(樂氣)는 곧바로 하강한다(陷降). 애노(哀怒)의 기(氣)는 상승하고 희락(喜樂)의 기(氣)는 하강한다. 상승하는 기가 과다하면 하초(下焦)가 상하고 하강하는 기가 과다하면 상초(上焦)가 상한다.[119]

哀怒之氣順動則發越而上騰, 喜樂之氣順動則緩安而下墜. 哀怒之氣陽也 順動則順而上升, 喜樂之氣陰也 順動則順而下降.

애노(哀怒)의 기(氣)가 순리대로 움직이면(順動) 넘쳐서 상승하고, 희락(喜樂)의 기가 순리대로 움직이면(順動) 완만하게 하강한다. 애노의 기는 양(陽)이니 순리대로 움직이면 순하게 상승하고, 희락의 기는 음(陰)이니 순리대로 움직이면 순하게 하강한다.[120]

哀怒之氣 逆動則暴發而並於上也, 喜樂之氣 逆動則浪發而並於下也. 上升之氣 逆動而並於上則肝腎傷, 下降之氣逆動而並於下則脾肺傷.

애노의 기가 거슬러 움직이면(逆動) 급작스럽게 발현하여 한꺼번에 상초(上焦)에 모이고, 희락의 기가 거슬러 움직이면(逆動) 파도처럼 발현

---

115) 태음인의 허리통이 굵기 때문에 희성은 넓게 퍼진다고 한 것임

116) 소음인의 둔부가 크고 단단하기 때문에 낙성은 깊이 굳는다고 한 것임

117) 본 구절은 사상인의 성정과 그에 따른 장부의 형성을 설명하고 있음. 성리학에서는 마음이 움직이지 아니한 상태를 성으로, 마음이 현실적 사물을 느껴 두루 통하는 것을 정으로 보는데 이와 달리 이제마 선생은 애노희락의 기가 순동(順動)하면 성(性)이고, 역동(逆動)하면 정(情)으로 정의하고 있음

118) 본 구절에서는 각 폐·비·간·신의 기(氣) 특성과 폐와 간은 숨을 내쉬고 액을 들이시는 문호로, 비장과 신장은 수곡을 출납하는 장부로서 그 기능을 설명하고 그에 의해 상호 음양 관계가 형성됨을 암시하고 있음

119) 본 구절 역시 사상인의 성정인 애노희락(哀怒喜樂)의 기(氣) 운행 특성을 설명하고 과다한 기 운행에 의해 상초와 하초가 상하는 경우를 말하고 있음

120) 본 구절은 앞 구절과 연계하여 애노희락의 기(氣)가 순리대로 움직일(順動) 때의 특성을 말하고 있음

하여 한꺼번에 하초에 모인다. 상승하는 기가 거슬러 움직여서 한꺼번에 상초에 모이면 간과 신장이 상하고, 하강하는 기가 거슬러 움직여서 한꺼번에 하초에 모이면 비장과 폐가 상한다.[121]

頻起怒而頻伏怒 則腰脇 頻迫而頻蕩也. 腰脇者 肝之所住着處也, 腰
脇迫蕩不定 則肝其不傷乎.

乍發喜而乍收喜 則胸腋 乍闊而乍狹也. 胸腋者 脾之所住着處也, 胸
腋闊狹不定 則脾其不傷乎.

忽動哀而忽止哀 則脊曲 忽屈而忽伸也. 脊曲者 腎之所住着處也, 脊
曲 屈伸不定則 腎其不傷乎.

屢得樂而屢失樂 則背 暴揚而暴抑也. 背者 肺之所住着處也, 背抑揚
不定 則肺其不傷乎.

자주 화를 내고 자주 화를 참으면 허리와 옆구리가 자주 죄여졌다 자주 풀렸다 할 것이다. 허리와 옆구리는 간이 붙어 있는 곳인데 허리와 옆구리가 죄여졌다 풀렸다하여 불안정하면 어찌 그 간이 상하지 않겠는가?

잠깐 기뻐했다가 갑자기 기쁨이 사라지면 가슴과 겨드랑이가 갑자기 넓어졌다 갑자기 좁아졌다 할 것이다. 가슴과 겨드랑이는 비장이 붙어 있는 곳인데 가슴과 겨드랑이가 넓어졌다 좁아졌다 하여 불안정하면 어찌 그 비장이 상하지 않겠는가?

금방 슬퍼했다가 금방 슬픔이 그치면 척곡(脊曲)[122]이 갑작스레 굽어졌다 급작스레 펴졌다 할 것이다. 척곡은 신장이 붙어 있는 곳인데 척곡이 굽어졌다 펴졌다 하여 불안정하면 어찌 그 신장이 상하지 않겠는가?

자주 즐거워했다가 자주 즐거움을 잃으면 등이 급작스레 들려졌다 갑작스레 억눌리기도 할 것이다. 등은 폐가 붙어 있는 곳인데 등이 들려졌다 억눌렸다 하여 불안정하면 어찌 그 폐가 상하지 않겠는가?[123]

太陽人 有暴怒深哀 不可不戒. 少陽人 有暴哀深怒 不可不戒. 太陰
人 有浪樂深喜 不可不戒. 少陰人 有浪喜深樂 不可不戒.

태양인에게는 사납게 화를 내고 깊이 슬퍼하는 일이 있으니 이를 경계
아니 할 수 없고, 소양인에게는 격렬하게 슬퍼하고 크게 화를 내는 일이
있으니 이를 경계 아니 할 수 없다. 태음인에게는 지나치게 즐거워하고
심하게 기뻐하는 일이 있으니 이를 경계 아니 할 수 없고, 소음인은 지
나치게 기뻐하고 심하게 즐거워하는 일이 있으니 이를 경계 아니 할 수
없다.[124]

---

121) 본 구절은 계속해서 애노희락의 기(氣)가 역동(逆動)할 때의 특성을 말하고 있음

122) 등골뼈 안쪽 구부러진 곳

123) 본 구절에서는 애노희락의 정기(情氣)가 역동했을 때 나타나는 신체의 외부 증상과 폐비간신
의 생리기능에 미치는 영향을 말하고 있음. 태양인이 자주 화를 내면 간을 상하게 되고, 소음
인이 변덕스럽게 기뻐하면 비장을 상하게 되며, 소양인이 크게 슬퍼하면 신장을 상하게 되
고, 태음인이 자주 즐거움에 빠지면 폐를 상하게 됨을 언급함

124) 본 구절은 사상인의 지나침을 경계해야 하는 성정(性情)을 말함

皐陶曰都 在知人 在安民. 禹曰 吁 咸若時 惟帝 其難之 知人則哲
能官人 安民則惠 黎民 懷之 能哲而惠 何憂乎驩兜 何遷乎有苗 何畏
乎巧言令色孔壬.

고요(皐陶)[125]가 말했다. "순임금은 사람을 잘 알아보고 등용하여 백성
을 편안하게 했습니다." 우임금이 대답했다. "오! 그와 같은 일은 순임
금도 어려웠을 것이오. 사람을 알아봄(知人)은 곧 명철함이니 능히 사람
에게 벼슬을 줄 수 있고, 백성을 편안하게 함은 곧 은혜를 베푸는 것이
니 많은 백성이 모두 그의 품에 들 것인바, 능히 명철하고 은혜로우면
어찌 환두(驩兜)[126]를 근심하고, 유묘(有苗)[127]를 정벌하며, 어찌 교언영
색의 간사한 공임(孔壬)[128]을 두려워했겠소?"[129]

三復大禹之訓 而欽仰之 曰帝堯之喜怒哀樂 每每中節者 以其難於知
人也. 大禹之喜怒哀樂 每每中節者 以其不敢輕易於知人也.
天下喜怒哀樂之暴動浪動者 都出於行身不誠而知人不明也.
知人, 帝堯之所難 而大禹之所吁也. 則其誰沾沾自喜乎.
蓋亦益反其誠 而必不可輕易取舍人也.

세 차례나 반복하여 우임금의 교훈을 음미한 후에 이를 우러러 사모하
면서 나(李濟馬)는 말한다. "요임금의 희로애락이 언제나 절도에 맞았던
것(中節)은 사람을 아는 것(知人)을 어려워했기 때문이다. 우임금의 희
로애락이 언제나 절도에 맞았던 것은 사람을 아는 것을 감히 가볍게 여
기지 않았기 때문이다. 세상 사람의 희로애락 성정이 갑작스럽거나 지
나치게 발현되는 것은 모두 몸을 행함(行身)이 정성스럽지 못하고 사람
을 앎(知人)이 밝지 못하기 때문이다. 사람을 아는 것(知人)은 요임금도
어렵게 생각했고 우임금도 탄식했던 바이다. 그런데 그 누가 득의양양
하여 스스로 즐거워하겠는가. 그러므로 더욱더 자기 몸을 행함에 정성

스러운지(誠) 되돌아보고 반드시 사람을 취하고 버리는 것을 가벼이 하지 말아야 한다." [130]

雖好善之心 偏急而好善 則好善 必不明也. 雖惡惡之心
偏急而惡惡 則惡惡 必不周也.
天下事 宜與好人做也, 不與好人做則喜樂必煩也.
天下事 不宜與不好人做也, 與不好人做則哀怒 益煩也.

비록 선(善)을 좋아하는 마음이라도 편협하고 급하게 선을 좋아하면 선을 좋아함이 반드시 분명하지 못하고, 비록 악(惡)을 싫어하는 마음이라도 편협하고 급하게 악을 싫어하면 악을 싫어함이 반드시 고르지 못하게 된다.

무릇 세상사는 마땅히 좋은 사람과 함께 도모해야 하는 바, 좋은 사람과 도모하지 않으면 반드시 기쁨과 즐거움(喜樂)이 번거로울 것이다. 세상사는 마땅히 좋지 않은 사람과 함께 도모해서는 아니 되는 바, 좋지 않은 사람과 도모하게 되면 반드시 슬픔과 노여움(哀怒)이 더욱 번거로울 것이다. [131]

---

125) 순임금 시대에 법률을 관장하던 순임금의 신하
126) 순임금에게 쫓겨난 악인의 한 사람
127) 중국 남방의 오랑캐
128) 순임금에게 쫓겨나 죽임을 당한 악인의 한 사람
129) 본 구절에서는 다음 구절에 선행된 주(註)로서 『書經』에 말을 인용하여 사람을 안다는
    것(知人)의 어려움을 말함
130) 본 구절에서는 사람의 아는 것(知人)의 어려움과 성(誠)의 중요성을 말하면서 지성(至誠)을
    다할 때만이 사람을 알 수 있음을 말하면서 그 예로 요 · 순의 희노애락이 언제나 절도에 맞
    았던 것은 지인(知人)을 어렵게 생각했기 때문이며 세상 사람들이 그렇지 못한 것은 모두 행
    신(行身)에 지성을 다하지 않기 때문임을 말함
131) 본 구절에서는 호선과 오악도 편협하거나 조급하면 애노희락의 기가 역동하는 경우와 같이
    밝지 못하고 고르지 못함을 지적함

哀怒相成 喜樂相資. 哀性極則怒情動 怒性極則哀情動 樂性
極則喜情動 喜性極則樂情動.
太陽人 哀極不濟 則忿怒激外. 少陽人 怒極不勝 則悲哀動中.
少陰人 樂極不成 則喜好不定. 太陰人 喜極不服 則侈樂無厭.
如此而動者 無異於以刀 割臟 一次大動 十年難復.
此死生壽夭之機關也, 不可不知也.

애노(哀怒)는 서로 도와 이루어지게 하고, 희락(喜樂)은 서로 도와 도움
이 되어 준다. 애성(哀性)이 극에 달하면 노정(怒情)이 동(動)하고, 노성
(怒性)이 극에 달하면 애정(哀情)이 동하며, 낙성(樂性)이 극에 달하면
희정(喜情)이 동하고, 희성(喜性)이 극에 달하면 낙정(樂情)이 동한다.

태양인은 애성이 극에 이르러서 그치지 못하면 분노가 밖으로 뿜어 나
오고, 소양인은 노성이 극에 이르러서 이기지 못하면 비애가 가슴속에
서리고, 소음인은 낙성이 극에 이르러 다스리지 못하면 기뻐함을 좋아
함이 일정하지 않게 되고, 태음인은 희성이 극에 이르러 가라앉히지 못
하면 즐거움을 탐함이 끝이 없다.

이와 같이 동하게 되면 칼로 장을 베는 것과 다름이 없게 되어 한번 크게
동하면 10년이 되어도 회복하기 어렵다. 여기에 살고 죽고 장수하고 요
절하는 실마리가 있느니 몰라서는 아니 된다.[132]

---

132) 본 구절에서는 사상인의 애노희락의 성이 극에 달하여 스스로 적절하게 제어하지 못하면 노
애락희의 정이 역동하게 되어 생사나 장수와 요절에 영향을 미치기 때문에 이를 알아야 함을
강조함

太少陰陽之臟局短長 陰陽之變化也. 天禀之已定 固無可論,

天禀已定之外 又有短長 而不全其天禀者,

則人事之修不修 而命之傾也 不可不愼也.

태소음양인 장국의 짧고 길음은 음양(陰陽)의 변화이다. 천품으로 이미
정해진 것은 뭐라고 말할 수가 없으나, 천품으로 이미 정해진 것 외에
천품을 온전하지 못하게 하는 짧고 길음이 있으므로, 인사를 닦고 닦지
않음에 따라 명수가 좌우되니 신중을 기하지 아니 할 수 없다.[133]

太陽人怒 以一人之怒而怒千萬人,

其怒 無術於千萬人 則必難堪千萬人也.

少陰人喜 以一人之喜而喜千萬人,

其喜 無術於千萬人 則必難堪千萬人也.

少陽人哀 以一人之哀而哀千萬人,

其哀 無術於千萬人 則必難堪千萬人也.

太陰人樂 以一人之樂而樂千萬人,

其樂 無術於千萬人 則必難堪千萬人也.

태양인의 노함은 한 사람의 노함만으로도 천만인을 노하게 하는데 그
노함으로 천만인을 다룰 수가 없다면 반드시 천만인을 감당하기가 어려
울 것이다.

소음인의 기뻐함은 한 사람의 기뻐함만으로도 천만인을 기쁘게 하는데
그 기뻐함으로 천만인을 다룰 수가 없다면 반드시 천만인을 감당하기가
어려울 것이다.

소양인의 슬퍼함은 한 사람의 슬퍼함만으로도 천만인을 슬퍼하게 하는
데 그 슬퍼함으로 천만인을 다룰 수가 없다면 반드시 천만인을 감당하
기가 어려울 것이다.

태음인의 즐거워함은 한 사람의 즐거워함만으로도 천만인을 즐겁게 하는데 그 즐거워함으로 천만인을 다룰 수가 없다면 반드시 천만인을 감당하기가 어려울 것이다.[134]

太陽少陽人 但恒戒哀怒之過度 而不可强做喜樂 虛動不及也. 若强做喜樂而煩數之 則喜樂不出於眞情 而哀怒 益偏也.

太陰少陰人 但恒戒喜樂之過度 而不可强做哀怒 虛動不及也. 若强做哀怒而煩數之 則哀怒不出於眞情 而喜樂 益偏也.

태양인과 소양인은 단지 애노(哀怒)[135]의 지나침을 늘 경계해야 하고 억지로 희락(喜樂)[136]을 도모하여 허동(虛動) 때문에 불급하게 하게 해서는 안 된다. 만약 억지로 희락을 도모하여 자주 번거롭게 하면 희락이 진정에서 분출되지 않아 애노가 더욱 치우치게 된다.

태음인과 소음인은 단지 희락의 지나침을 늘 경계해야 하고 억지로 애노를 도모하여 허동 때문에 불급하게 하게 해서는 안 된다. 만약 억지로 애노를 도모하여 자주 번거롭게 하면 애노가 진정에서 분출되지 않아 희락이 더욱 치우치게 된다.[137]

---

133) 본 구절에서는 선천적인 사상인 장국의 길고 짧음은 천품으로 어찌할 수 없으나 개인이 인사를 행할 때 수양을 하느냐 하지 않느냐에 따라 장국의 길고 짧음이 추가로 발생하게 되어 명수에 영향을 미치므로 천품이 온전할 수 있도록 신중해야 함을 말함

134) 본 구절에서는 사상인의 해당 노애락희(怒哀樂喜)의 정(情)은 한번 급하게 발동하면 많은 사람에게 영향을 미쳐서 그 파장 역시 감당하기 어려울 정도로 크기 때문에 사상인은 해당 노애락희의 정이 적절하게 표출될 수 있도록 항상 경계해야 함을 말함

135) 슬퍼함과 노여워함

136) 기뻐함과 즐거워함

137) 본 구절에서는 태양인과 소양인은 애노의 정이 상성하여 역동하기 때문에 애노의 기가 지나침을, 태음인과 소음인은 희락의 정이 상자하여 역동하기 때문에 희락의 기가 지나침만을 경계해야 하지, 양(陽)인 애노의 기를 견지하기 위해 음(陰)인 희락의 기를 억지로 발현하거나, 음의 기를 견지하기 위해 양의 기를 억지로 발현한다면 억지로 발현시킨 기는 본래 발현될 수 있는 수준에도 못미치는 결과를 초래하게 되어 오히려 역효과를 나타냄을 말함

喜怒哀樂之未發 謂之中, 發而皆中節 謂之和. 喜怒哀樂未發而恒戒
者 此非漸近於中者乎. 喜怒哀樂已發而自反者 此非漸近於節者乎.

희로애락이 발동하지 않은 것을 소위 중(中)이라 하고, 발동하여 모두
중절(中節)에 이른 것을 소위 화(和)라 한다. 희로애락이 발동하기 전에
항상 경계하는 것, 이것이 점차로 중(中)에 가까워지는 것이 아니겠는
가? 희로애락이 이미 발동한 후에 스스로 반성하는 것, 이것이 점차로
절(節)에 가까워지는 것이 아니겠는가?[138]

다. 확충론(擴充論)

『孟子』에 "사람이 사단을 지니고 있는 것은 마치 사람의 몸에 팔다리가
있는 것과 같다. … (중략) … 무릇 사람이 자기에게 있는 사단을 확충시
킬 줄 안다면 마치 불이 타서 번져 나가며 샘이 솟아서 흘러나가는 것과
같은 것이다. 진실로 이것을 잘 확충시킬 수 있다면 온 세상을 보전할
수 있지만, 확충시킬 수 없다면 부모도 섬길 수 없다."고 한데서 '확충
(擴充)' 이란 말의 연원을 찾을 수 있다. 확충이란 넓혀 충실하게 한다는
의미로, 「확충론」에서는 성명론과 사단론의 원리를 확충하여 널리 적용
시키는 것에 대해 논하고 있다. 성명론과 사단론에서 논한 바를 다시 상
호 연결하여 그 의미를 확인하고 적용범위를 넓히고 있는바 성명론과
사단론에서 언급한 사상인의 성질재간을 구체적으로 설명하고 있고, 뒤
의 장부론에서 논해야 할 문제점을 제시하고 있다.

---

138) 본 구절에서는 『중용』에 대한 주자의 "정(情)과 성(性), 중(中)과 화(和)"에 대한 주석을 인용
하고 추가하여 희노애락이 발동하기 전에는 항상 경계를 늦추지 않아 중(中)에 접근토록 노
력해야 하고 발동한 후에는 스스로 반성하여 절(節)에 접근토록 노력해야 함을 말하고 있음

확충론은 크게 사상인의 성정 및 사심과 태심의 두 가지 주요 내용으로 구성되어 있다.

〈東醫壽世保元〉

확충론(擴充論)

太陽人 哀性遠散 而怒情促急. 哀性遠散者 太陽之耳 察於天時 而哀
衆人之相欺也, 哀性非他 聽也. 怒情促急者 太陽之脾 行於交遇 而
怒別人之侮己也, 怒情非他 怒也.

태양인은 애성(哀性)이 멀리 흩어지고 노정(怒情)은 몹시 급하다(促急). 애성이 멀리 흩어지는 것은 태양인의 귀가 천시를 살피고 사람들이 서로 속이는 것을 슬퍼하는 것(哀)이니 애성이란 다른 것이 아니라 듣는 것(聽)이다. 노정이 몹시 급하다는 것은 태양인의 비장이 교우를 행할 때 다른 사람이 자기를 업신여김을 노여워하는 것(怒)이니 노정이란 다른 것이 아니라 화를 내는 것이다.

少陽人 怒性宏抱 而哀情促急. 怒性宏抱者 少陽之目 察於世會 而怒
衆人之相侮也, 怒性非他 視也. 哀情促急者 少陽之肺 行於事務 而
哀別人之欺己也, 哀情非他 哀也.

소양인은 노성(怒性)은 넓게 품으며 애정(哀情)은 몹시 급하다. 노성이 넓게 품는다는 것은 소양인의 눈이 세회를 살피고 사람들이 서로 업신여기는 것을 화를 내는 것이니 노성이란 다른 것이 아니라 바로 보는 것(視)이다. 애정이 몹시 급하다는 것은 소양인의 폐가 사무를 행할 때 다른 사람이 자기를 속이는 것을 슬퍼하는 것(哀)이니 애정이란 다른 것이 아니라 슬퍼하는 것이다.

太陰人 喜性廣張 而樂情促急. 喜性廣張者 太陰之鼻 察於人倫 而喜 衆人之相助也, 喜性非他 嗅也. 樂情促急者 太陰之腎 行於居處 而 樂別人之保己也, 樂情非他 樂也.

태음인은 희성(喜性)이 넓게 퍼지고 낙정(樂情)은 몹시 급하다. 희성이 넓게 퍼진다는 것은 태음인의 코가 인륜을 살피고 사람들이 서로 돕는 것을 기뻐하는 것(喜)이니 희성이란 다른 것이 아니라 바로 냄새를 맡는 것(嗅)이다. 낙정이 몹시 급하다는 것은 태음인의 신장이 거처를 행할 때 다른 사람이 자기를 보호해주는 것을 즐거워하는 것(樂)이니 낙정이란 다른 것이 아니라 즐거워하는 것이다.

少陰人 樂性深確 而喜情促急. 樂性深確者 少陰之口 察於地方 而樂 衆人之相保也, 樂性非他 味也. 喜情促急者 少陰之肝 行於黨與 而 喜別人之助己也, 喜情非他 喜也.

소음인은 낙성(樂性)이 깊고 단단하며 희정(喜情)은 몹시 급하다. 낙성 깊고 단단하다는 것은 소음인의 입이 지방(地方)을 살피고 사람들이 서로 보호하는 것을 즐거워하는 것(樂)이니 낙성이란 다른 것이 아니라 바로 맛보는 것(味)이다. 희정이 몹시 급하다는 것은 소음인의 간이 당여를 행할 때 사람들이 자기를 도와주는 것을 기뻐하는 것(喜)이니 희정이란 다른 것이 아니라 기뻐하는 것이다.[139]

---

139) 본 구절에서는 사상인의 성정이 나타나는 이유와 구체적인 의미를 설명하고 있음. 여기서 성(性)은 마음의 본체인 천성을 말하고 정(情)은 마음이 사물을 감촉할 때 구체적으로 나타나는 감정을 하는데, 성은 이목비구의 성능으로 표현되고 정은 폐비간신의 정서로 표현되는바, 성에 관해 살펴보면 사상인의 이목비구는 천시를 관찰하는 능력이 있어 사상인의 희노애락은 다른 것이 아니라 청·시·후·미(聽·視·嗅·味)를 말하고, 정은 사상인의 폐비간신이 각각 교우·사무·거처·당여를 행할 때 다른 사람이 자기를 업신여기고·속이고·보호하고·돕고 하기 때문에 노정·애정·낙정·희정이 촉급하게 되는데, 이는 다른 것이 아니라

太陽之耳 能廣博於天時, 而太陽之鼻 不能廣博於人倫.

太陰之鼻 能廣博於人倫, 而太陰之耳 不能廣博於天時.

少陽之目 能廣博於世會, 而少陽之口 不能廣博於地方.

少陰之口 能廣博於地方, 而少陰之目 不能廣博於世會.

태양인의 귀는 천시를 널리 통찰하는데 능하나 태양인의 코는 인륜을 널리 통찰하는데 능하지 못하다.

태음인의 코는 인륜을 널리 통찰하는데 능하나 태음인의 귀는 천시를 널리 통찰하는데 능하지 못하다.

소양인의 눈은 세회를 널리 통찰하는데 능하나 소양인의 입은 지방을 널리 통찰하는데 능하지 못하다.

소음인의 입은 지방을 널리 통찰하는데 능하나 소음인의 눈은 세회를 널리 통찰하는데 능하지 못하다.[140]

각각 노하고 · 슬퍼하고 · 즐거워하고 · 기뻐하는 것임을 말함. 사단론에서는 "태양인의 노정이 촉급하면 기가 간에 부딪혀서 간이 더욱 삭감된다."라고 했고, 확충론에서는 "태양인의 비장이 교우를 행할 때 다른 사람이 자기를 업신여김을 노하는 것이다."라고 하여 태양인의 노정과 비장을 연결시키고 있는데, 이는 태양인의 장국이 폐대간소로써 비장과 신장이 정중지장(正中之臟)인 바, 그 중에 비장이 노정(怒情)의 정장이기 때문임. 여기서 알아야 할 것은 비록 애노희락의 정(情)이 촉급하다고 해도 그것이 역동할 때는 사상인 각자의 해당 편소장을 격동시켜 삭감시키지만 순동할 때는 그것은 해당 정장(태양인은 비장, 소양인은 폐, 태음인은 신장, 소음인은 간)의 정기에 순응하여 노정 · 애정 · 낙정 · 희정이 된다는 것임.

140) 본 구절은 사상인이 각각 폐비간신의 대소에 의해 해당 감각기관인 이목비구의 천기(天機), 즉 세상사를 통찰하는 능력에 대해 말하고 있음

太陽之脾 能勇統於交遇, 而太陽之肝 不能雅立於黨與.

少陰之肝 能雅立於黨與, 而少陰之脾 不能勇統於交遇.

少陽之肺 能敏達於事務, 而少陽之腎 不能恒定於居處.

太陰之腎 能恒定於居處, 而太陰之肺 不能敏達於事務.

태양인의 비장은 교우를 과감하게 맺는데 능하나 태양인의 간은 당여를 바르게 정립하는데 능하지 못하다.

소음인의 간은 당여를 바르게 정립하는데 능하나 소음인의 비장은 교우를 과감하게 맺는데 능하지 못하다.

소양인의 폐는 사무를 민첩하게 처리하는데 능하나 소양인의 신장은 거처를 일정하게 안정시키는데 능하지 못하다.

태음인의 신장은 거처를 일정하게 안정시키는데 능하나 태음인의 폐는 사무를 민첩하게 처리하는 데 능하지 못하다.[141]

太陽之聽 能廣博於天時 故太陽之神 充足於頭腦 而歸肺者大也. 太陽之嗅 不能廣博於人倫 故太陽之血 不充足於腰脊 而歸肝者小也.

태양인이 듣는 것은 천시를 널리 통찰하므로 태양인의 신(神)은 두뇌를 충족시키고 폐로 돌아가는 것이 크다. 태양인이 냄새 맡는 것은 인륜을 널리 통찰하는데 능하지 못하므로 태양인의 혈(血)은 요척(腰脊)[142]을 충족시키지 못하여 간으로 돌아가는 것이 작다.

---

141) 사상인이 각각의 정장(태양인의 비장, 소음인의 간, 소양인의 폐, 태음인의 신장)에 해당하는 인사(人事: 교우·당여·사무·거처)에 능한 반면 각각의 편소장(태양인의 간·소음인의 비장·소양인의 신장·태음인의 폐)에 해당하는 인사에는 능하지 못함을 말하고 있음

142) 허리와 척추

太陰之嗅 能廣博於人倫 故太陰之血 充足於腰脊 而歸肝者大也. 太陰之聽 不能廣博於天時 故太陰之神 不充足於頭腦 而歸肺者小也.

태음인의 냄새 맡는 것은 인륜을 널리 통찰하는데 능하므로 태음인의 혈(血)이 요척을 충족시키고 간으로 돌아가는 것이 크다. 태음인의 듣는 것은 천시를 널리 통찰하는데 능하지 못하므로 태음인의 신(神)은 두뇌를 충족시키지 못하여 폐로 돌아가는 것이 작다.

少陽之視 能廣博於世會 故少陽之氣 充足於背膂 而歸脾者大也. 少陽之味 不能廣博於地方 故少陽之精 不充足於膀胱 而歸腎者小也.

소양인의 보는 것은 세회를 널리 통찰하므로 소양인의 기(氣)는 배려(背膂)[143]를 충족시키고 비장으로 돌아가는 것이 크다. 소양인의 맛을 보는 것은 지방을 널리 통찰하는데 능하지 못하므로 소양인의 정(精)은 방광을 충족시키지 못하여 신장으로 돌아가는 것이 작다.

少陰之味 能廣博於地方 故少陰之精 充足於膀胱 而歸腎者大也. 少陰之視 不能廣博於世會 故少陰之氣 不充足於背膂 而歸脾者小也.

소음인의 맛보는 것은 지방을 널리 통찰하는데 능하므로 소음인의 정(精)은 방광을 충족시켜 신장으로 돌아가는 것이 크다. 소음인의 보는 것은 세회를 널리 통찰하는데 능하지 못하므로 소음인의 기(氣)는 배려를 충족시키지 못하여 비장으로 돌아가는 것이 작다.[144]

---

143) 등골뼈
144) 사단론에서는 사상인의 경신(敬身)인 폐비간신의 대소에 따라 사상인의 특성을 말한 반면 본 구절은 사상인 각자가 성신(誠身)인 이목비구의 청·시·후·미하는 성능이 다르기 때문에 신(神)·기(氣)·혈(血)·정(精)에 차이가 생겨서 폐비간신으로 돌아가는 것에 대소가 발생함을 말하고 있음

太陽之怒 能勇統於交遇 故 交遇不侮也. 太陽之喜 不能雅立於黨與 故 黨與 侮也. 是故 太陽之暴怒 不在於交遇 而必在於黨與也.

태양인의 노여워함(怒)은 교우를 과감하게 맺는데 능하므로 교우가 업신여기지 않는다. 태양인의 기뻐함(喜)은 당여를 바르게 정립하는데 능하지 못하므로 당여가 업신여긴다. 그러므로 태양인의 갑작스레 노여워함은 교우에 있는 것이 아니고 반드시 당여에 있다.

少陰之喜 能雅立於黨與 故 黨與助也. 少陰之怒不能勇統於交遇 故 交遇 不助也. 是故 少陰之浪喜 不在於黨與 而必在於交遇也.

소음인의 기뻐함은 당여를 바르게 정립하는데 능하므로 당여가 돕는다. 소음인의 노여워함은 교우를 과감하게 맺는데 능하지 못하므로 교우가 돕지 않는다. 그러므로 소음인의 지나치게 기뻐함은 당여에 있는 것이 아니고 반드시 교우에 있다.

少陽之哀 能敏達於事務 故 事務不欺也. 少陽之樂 不能恒定於居處 故 居處 欺也. 是故 少陽之暴哀 不在於事務 而必在於居處也.

소양인의 슬퍼함(哀)은 사무를 민첩하게 처리하는데 능하므로 사무가 속이지 않는다. 소양인의 즐거워함(樂)은 거처를 일정하게 안정시키는데 능하지 못하므로 거처가 속인다. 그러므로 소양인이 격렬하게 슬퍼함은 사무에 있는 것이 아니고 반드시 거처에 있다.

太陰之樂 能恒定於居處 故 居處保也. 太陰之哀 不能敏達於事務 故 事務 不保也. 是故 太陰之浪樂 不在於居處 而必在於事務也.

태음인의 즐거워함은 거처를 일정하게 안정시키는데 능하므로 거처를 보존한다. 태음인의 슬퍼함은 사무를 민첩하게 처리하는데 능하지 못하므로 사무가 보존되지 못한다. 그러므로 태음인의 지나치게 즐거워함은 거처에 있지 않고 반드시 사무에 있다.[145]

太陽之交遇 可以怒治之 而黨與 不可以怒治之也.

若遷怒於黨與 則無益於黨與 而肝傷也.

태양인의 교우는 노여워함(怒)으로 다스릴 수 있으나 당여는 노여워함으로 다스려서는 안 된다. 만약 노여워함을 당여에 옮기면 당여에 무익할 뿐 아니라 간만 상하게 한다.

少陰之黨與 可以喜治之 而交遇 不可以喜治之也.

若遷喜於交遇 則無益於交遇 而脾傷也.

소음인의 당여는 기뻐함(喜)으로 다스릴 수 있으나 교우는 기뻐함으로 다스려서는 안 된다. 만약 기뻐함을 교우에 옮기면 교우에 무익할 뿐 아니라 비장만 상하게 한다.

少陽之事務 可以哀治之 而居處 不可以哀治之也.

若遷哀於居處 則無益於居處 而腎傷也.

소양인의 사무는 슬퍼함(哀)으로 다스릴 수 있으나 거처는 슬퍼함으로 다스려서는 안 된다. 만약 슬퍼함을 거처에 옮기면 거처에 무익할 뿐 아니라 신장만 상하게 한다.

---

145) 본 구절은 사상인의 노희애락(怒喜哀樂)으로 표출되는 정(情)과 인사(人事)와의 관계를 논하고 있는데, 사상인에게 나타나는 역동지기인 폭노(暴怒), 폭애(暴哀), 랑희(浪喜), 랑락(浪樂)은 정장(正臟)이 아닌 편소장(偏小臟)의 해당 인사가 능하지 못한데서 생김을 말하고 있음

太陰之居處 可以樂治之 而事務 不可以樂治之也. 若遷樂於事務 則
無益於事務 而肺傷也.

태음인의 거처는 즐거워함(樂)으로 다스릴 수 있으나 사무는 즐거워함
으로 다스려서는 안 된다. 만약 즐거워함을 사무에 옮기면 사무에 무익
할 뿐 아니라 폐만 상하게 한다.[146]

太陽之性氣 恒欲進而不欲退. 少陽之性氣 恒欲擧而不欲措. 太陰之
性氣 恒欲靜而不欲動. 少陰之性氣 恒欲處而不欲出.

태양인의 성기(性氣)[147]는 항상 전진하려 하고 물러서려 하지 않으며,
소양인의 성기는 항상 거동하려 하고 머물러 있으려 하지 않는다. 태음
인의 성기는 항상 조용히 있으려 하고 움직이려 하지 않으며, 소음인의
성기는 항상 집에만 있으려 하고 밖으로 나가려 하지 않는다.[148]

太陽之進 量可而進也 自反其材而不莊 不能進也. 少陽之擧 量可而
擧也 自反其力而不固 不能擧也. 太陰之靜 量可而靜也 自反耳知而
不周 不能靜也. 少陰之處 量可而處也 自反其謀而不弘 不能處也.

태양인의 전진하려 함은 역량이 가능하여 전진하려는 것이지 스스로 자
신을 돌이켜 보고 재능이 장엄하지 못하면 전진하려 하지 못한다.

소양인의 거동하려 함은 역량이 가능하여 거동하려는 것이지 스스로 자
신을 돌이켜 보고 실력이 확고하지 않으면 거동하려 하지 못한다.

태음인의 조용히 있으려 함은 역량이 가능하여 조용히 있으려는 것이지
스스로 자신을 돌이켜 보고 지혜가 고루 미치지 못하면 조용히 있으려
하지 못한다.

소음인의 집에만 머물러 있으려 함은 역량이 가능하여 집에만 있으려는
것이지 스스로 자신을 돌이켜 보고 계책이 넓지 못하면 집에만 있으려
하지 못한다.[149]

太陽之情氣 恒欲爲雄 而不欲爲雌. 少陰之情氣 恒欲爲雌 而不欲爲雄. 少陽之情氣 恒欲外勝 而不欲內守.

太陰之情氣 恒欲內守 而不欲外勝.

태양인의 정기(情氣)[150]는 항상 수컷이 되려고 하고 암컷이 되려고 하지 않는다. 소음인의 정기는 항상 암컷이 되려고 하고 수컷이 되려고 하지 않는다. 소양인의 정기는 항상 밖에서 이기고자 하고 안에서 지키려 하지 않는다. 태음인의 정기는 항상 안에서 지키려 하고 밖에서 이기려 하지 않는다.[151]

---

146) 본 구절은 사상인의 인사(人事), 성정(性情) 및 장부(臟腑)는 불가분의 관계에 있음을 설명하고 있음. 내용의 요지는 사상인 각자의 정장에 해당하는 인사는 사상인의 정(情)인 노희애락의 순동함으로 다스릴 수 있지만 사상인의 편소장에 해당하는 인사는 노희애락의 역동함에 의한 것이기 때문에 같은 방법으로 다스려서는 안 된다는 것임

147) 하늘로부터 천성으로 부여받은 기운

148) 본 구절에서는 한마디로 대변할 수 있는 사상인의 성기(性氣)의 특성을 말하고 있음

149) 본 구절에서는 사상인 각각의 성기(性氣) 특성이 태양인은 재주가 뛰어나다고 · 소양인은 실력이 확고하다고 · 태음인은 지혜가 치밀하다고 · 소음인은 계책이 광대하다고 스스로 자신할 때 나타남을 말하고 있음

150) 하늘로부터 천명으로 부여받은 기운

151) 본 구절에서는 사상인 각자가 해당 정장의 정기(情氣)가 순동(順動)하여 인사에 나타나는 특성을 말하고 있음. 내용의 요지는 태양인의 정기는 비장의 노정으로 교우를 맺을 때 수컷이 되려하고 암컷이 되려하지 않으며, 소음인의 정기는 간의 희정으로 당여를 정립할 때 암컷이 되려하고 수컷이 되려하지 않으며, 소양인의 정기는 폐의 애정으로 사무를 처리할 때 밖에서 이기려하고 안에서 지키려하지 않으며, 태음인의 정기는 신장의 락정으로 거처를 안정시킬 때 안에서 지키려하고 밖에서 이기려 하지 않는다는 것임

太陽之人 雖好爲雄 亦或宜雌, 若全好爲雄 則放縱之心 必過也.
少陰之人 雖好爲雌 亦或宜雄, 若全好爲雌 則偸逸之心 必過也.
少陽之人 雖好外勝 亦宜內守, 若全好外勝 則偏私之心 必過也.
太陰之人 雖好內守 亦宜外勝, 若全好內守 則物慾之心 必過也.

태양인은 비록 수컷 되기를 좋아하나 간혹은 마땅히 암컷도 되어야 하니 만약 오로지 수컷 되기만 좋아하면 방종지심(放縱之心)[152]이 반드시 지나치게 된다.

소음인은 비록 암컷 되기를 좋아하나 간혹은 마땅히 수컷도 되어야 하니 만약 오로지 암컷 되기만 좋아하면 투일지심(偸逸之心)[153]이 반드시 지나치게 된다.

소양인은 비록 밖에서 이기기를 좋아하나 간혹은 마땅히 안에서 지키기도 해야 하니 만약 오로지 밖에서 이기기만 좋아하면 편사지심(偏私之心)[154]이 반드시 지나치게 된다.

태음인은 비록 안에서 지키기를 좋아하나 간혹은 마땅히 밖에서 이기기도 해야 하니 만약 오로지 안에서 지키기만 좋아하면 물욕지심(物慾之心)[155]이 반드시 지나치게 된다.[156]

---

152) 거리낌 없이 제 마음대로 행동하려는 마음
153) 안일을 탐하는 마음
154) 편협하고 사사로운 마음
155) 물질을 탐하는 마음
156) 본 구절에서는 각 사상인은 자신의 편대장(偏大臟)에 의해 태양인에게는 인(仁), 소양인에게는 의(義), 태음인에게는 예(禮), 소음인에게는 지(智)가 그 특성으로 강하게 표출이 되는데, 각자가 해당 정장이 순동(順動)하여 인사를 행함에 있어 기질적 특성을 너무 고집하게 되면 방종지심·투일지심·편사지심·물욕지심이 지나치게 되어 군자의 마음(해당 사단)인 인의예지를 제대로 발휘하지 못하게 되고 소인의 마음인 비박탐나(鄙薄貪懦)에 빠지게 되기 때문에 경계해야 함을 강조하고 있음

太陽人 雖至愚 其性 便便然 猶延納也, 雖至不肖 人之善惡 亦知之也.
少陽人 雖至愚 其性 恢恢然 猶式度也, 雖至不肖 人之知愚 亦知之也.
太陰人 雖至愚 其性 卓卓然 猶教誘也, 雖至不肖 人之勤惰 亦知之也.
少陰人 雖至愚 其性 坦坦然 猶撫循也, 雖至不肖 人之能否 亦知之也.

태양인은 비록 지극히 어리석다 해도 그 천성이 말주변이 좋아 오히려 사람들을 잘 맞아드리고 비록 지극히 부족하다 해도 사람들의 선악을 또한 잘 구별한다.

소양인은 비록 지극히 어리석다 해도 그 천성이 넓고 여유가 있어(속이 막히지 않아) 오히려 사람들을 잘 공경하고 비록 지극히 부족하다 해도 사람들의 지혜로움과 어리석음을 또한 잘 구별한다. 태음인은 비록 지극히 어리석다 해도 그 천성이 고상하여(무엇인가 장점이 있어) 오히려 사람들을 가르쳐 유도하고 비록 지극히 부족하다 해도 사람들의 부지런함과 게으름을 또한 잘 구별한다.

소음인은 비록 지극히 어리석다 해도 천성적으로 넓고 평탄하여(모나지 않아) 오히려 사람들을 잘 위로하고 달래며 비록 지극히 부족하다 해도 사람들이 능력이 있는지 없는지를 또한 잘 구별한다.[157]

太陽人 勤於交遇 故 恒有交遇生疎人 慮患之怒心. 此心 出於秉彛之敬心也. 莫非至善 而輕於黨與 故 每爲親熟黨與人 所陷而偏怒 傷臟 以其擇交之心 不廣故也.

태양인은 교우에 신중한 까닭에 항상 낯선 사람과 교우를 맺음에 미리 재난을 염려하는 노심(怒心)이 있다. 이 마음은 타고난 천성인 경심(敬心)에서 나오는 것이다. 비록 지극히 선하다 해도 당여에 소홀한 까닭에 매번 친숙한 당여인(黨與人)으로부터 모함을 받으면서 생긴 치우친 노정(怒情)이 장(간)을 상하게 한다. 이는 당여인을 선택하여 사귀는 마음이 넓지 못한 까닭이다.[158]

少陰人 勤於黨與 故 恒有黨與親熟人 擇交之喜心. 此心 出於秉彝 之敬心也. 莫非至善 而輕於交遇 故 每爲生疎交遇人 所誣而偏喜 傷 臟 以其慮患之心 不周故也.

소음인은 당여에 신중한 까닭에 항상 친숙한 당여인을 선택하여 사귀는 희심(喜心)이 있다. 이 마음은 타고난 천성인 경심(敬心)에서 나오는 것이다. 비록 지극히 선하다 해도 교우에 소홀한 까닭에 매번 생소한 교우인으로부터 무고를 당하면서 생긴 치우친 희정(喜情)이 장(비장)을 상하게 한다. 이는 미리 환난을 염려하는 마음이 치밀하지 못한 까닭이다.[159]

---

157) 본 구절에서는 사상인 각자가 아무리 어리석다 해도 선천적으로 인사를 처리함에 잘하는 것이 있고 아무리 부족하다 해도 무엇인가를 잘 판단하는 능력이 있음을 말하고 있음. 병행하여 어리석고 불초하다 해도 그 마음을 살펴 성을 기르고 그 몸을 닦아 지행을 행하는데 정성을 들이고 천명을 쫓아야 함을 암시하고 있음

158) 성(誠)은 나의 뜻을 참되게 하면서 게으르지 않은 것이고 경(敬)은 삼가면서 소홀히 하지 않는 것을 의미하는데, 본 구절 포함, 아래 세 구절은 사상인 각자가 성경(誠敬)을 바르게 실천할 것을 강조하고 있음. 본 구절은 태양인이 교우에는 신중하나 당여에 소홀한 까닭에 친숙한 당여인들로부터 모함을 받아 노정이 역동, 간을 상하게 됨을 말하고 있는데, 이는 마음을 주재하는 중심에서 활동하지 않을 때는 존양하고 활동할 때는 성찰함으로 마음을 바로 잡아주고 지켜주는 성과 경의 실천에 힘썼는데도 사상인이 일순간이라도 경심을 소홀하여 한쪽으로 치우치게 되면 그로 인해 역동지기가 작동하여 편소장을 상하게 할 수 있음을 나타내고 있음

159) 본 구절은 소음인이 미리 재난을 조심하는 마음이 치밀하지 못한 까닭으로 교우에 소홀하여 생소한 교우로부터 무고를 받아 희정이 역동, 비장을 상하게 됨을 말하고 있음

少陽人 重於事務 故 恒有出外 興事務之哀心. 此心 出於秉彝之敬心也. 莫非至善 而不謹於居處 故 每爲主內做居處人 所陷而偏哀 傷臟 以其重外而輕內故也.

소양인은 사무를 중하게 여기는 까닭에 항상 밖으로 나가 사무를 일으키려는 애심(哀心)이 있다. 이는 타고난 천성인 경심(敬心)에서 나오는 것이다. 비록 지극히 선하다 해도 거처에 신중하지 않은 까닭에 매번 안에서 거처를 주관하는 사람들의 모함에 빠지면서 생긴 치우친 애정(哀情)이 장(신장)을 상하게 한다. 이는 밖의 일만을 중하게 여기고 집안일을 소홀하게 하기 때문이다.[160]

太陰人 重於居處 故 恒有主內 做居處之樂心 此心 出於秉彝之敬心也. 莫非至善 而不謹於事務 故 每爲出外興事務人 所誣而偏樂 傷臟 以其重內而輕外故也.

태음인은 거처를 중하게 여기는 까닭에 항상 안에서 거처를 주관하려는 낙심(樂心)이 있다. 이는 타고난 천성인 경심(敬心)에서 나오는 것이다. 비록 지극히 선하다 해도 사무에 신중하지 않은 까닭에 매번 밖에서 사무를 일으키려는 사람의 무고를 당하면서 생긴 치우친 낙정(樂情)이 장(폐장)을 상하게 한다. 이는 집안일만을 중하게 여기고 밖의 일을 소홀히 하기 때문이다.[161]

---

160) 본 구절은 소양인이 밖을 중하게 여기고 집안일을 소홀히 하여 거처를 주관하는 사람으로부터 모함에 빠져 애정이 역동, 신장을 상하게 됨을 말하고 있음
161) 본 구절은 태음인이 집안일만을 중하게 여기고 밖의 일을 소홀히 하기 때문에 밖에서 사무를 일으키는 사람으로부터 무고를 당하여 낙정이 역동, 폐를 상하게 됨을 말하고 있음

太陰之頷 宜戒驕心. 太陰之頷 若無驕心 絶世之籌策 必在此也.

少陰之臆 宜戒矜心. 少陰之臆 若無矜心 絶世之經綸 必在此也.

太陽之臍 宜戒伐心. 太陽之臍 若無伐心 絶世之行檢 必在此也.

少陽之腹 宜戒夸心. 少陽之腹 若無夸心 絶世之度量 必在此也.

태음인의 턱(頷)은 마땅히 교만한 마음(驕心)을 경계해야 한다. 태음인의 턱에 만약 교만한 마음이 없다면 절세의 주책(籌策)이 반드시 거기에 있다.

소음인의 가슴(臆)은 마땅히 잘난 체하는 마음(矜心)을 경계해야 한다. 소음인의 가슴에 만약 잘난 체하는 마음이 없다면 절세의 경륜(經綸)이 거기에 있다.

태양인의 배꼽(臍)은 마땅히 자기를 자랑하는 마음(伐心)을 경계해야 한다. 태양인의 배꼽에 만약 자기를 자랑하는 마음이 없다면 절세의 행검(行儉)이 반드시 거기에 있다.

소양인의 배(腹)는 마땅히 과장하는 마음(夸心)을 경계해야 한다. 소양인의 배에 만약 과장하는 마음이 없다면 절세의 도량(度量)이 반드시 거기에 있다.[162]

---

162) 사람의 마음에는 理心과 利心이 있는데 본 구절은 그 중에서 理心과 그것을 가리는 사심(邪心)에 관한 것을 말하고 있음. 사상인의 턱·가슴·배꼽·배는 각각 폐비간신의 무리로 태양인·소양인·태음인·소음인의 편대장으로서 그 각각에는 理心인 주책·경륜·행검·도량이 있는데, 반면에 폐·비·간·신의 편소장에 의해 교긍벌과의 사심(邪心)이 이 理心을 가리게 됨. 그 결과 태음인은 주책이, 소음인은 경륜이, 태양인은 행검이, 소양인은 도량이 부족하게 되기 때문에 수양을 쌓아 각각 교긍벌과한 마음을 없이해야 함을 강조하고 있음. 역설적으로 주책은 태양인이 뛰어나고 태음인이 부족하며, 경륜은 소양인이 뛰어나며 소음인이 부족하고, 행검은 태음인이 뛰어나고 태양인이 부족하며, 도량은 소음인이 뛰어나며 소양인이 부족함을 말하고 있음

少陰之頭 宜戒奪心. 少陰之頭 若無奪心 大人之識見 必在此也.

太陰之肩 宜戒侈心. 太陰之肩 若無侈心 大人之威儀 必在此也.

少陽之腰 宜戒懶心. 少陽之腰 若無懶心 大人之材幹 必在此也.

太陽之臀 宜戒竊心. 太陽之臀 若無竊心 大人之方略 必在此也.

소음인의 머리(頭)는 마땅히 남의 것을 빼앗으려는 마음(奪心)을 경계해야 한다. 소음인의 머리에 만일 남의 것을 빼앗으려는 마음이 없다면 대인의 식견(識見)이 반드시 거기에 있다.[163]

태음인의 어깨(肩)는 마땅히 사치스러운 마음(侈心)을 경계해야 한다. 태음인의 어깨에 만일 사치스러운 마음이 없다면 대인의 위의(威儀)가 반드시 거기에 있다.

소양인의 허리(腰)는 마땅히 게으른 마음(懶心)을 경계해야 한다. 소양인의 허리에 만일 게으른 마음이 없다면 대인의 재간(材幹)이 반드시 거기에 있다.

태양인의 엉덩이(臀)는 마땅히 도둑질하는 마음(竊心)을 경계해야 한다. 태양인의 엉덩이에 만일 도둑질하는 마음이 없다면 대인의 방략(方略)이 반드시 거기에 있다.

---

163) 본 구절은 앞 구절에 이어 利心과 그것을 가리는 태심(怠心)에 관해 말하고 있음. 사상인의 머리·어깨·허리·엉덩이에는 각각 차례로 利心인 식견(識見)·위의(威儀)·재간(材幹)·방략(方略)이 감추어져 있어 각각 태양인·소양인·태음인·소음인의 장점으로 나타나는데, 본 구절에서는 소음인·태음인·소양인·태양인이 각각 탈(奪)·치(侈)·나(懶)·절(竊)의 태심(怠心)을 없이하면 각각 대인의 식견·대인의 위의·대인의 재간·대인의 방략을 발휘할 수 있다고 말하고 있음. 이는 하늘이 내려준 군자의 마음인 소음인은 식견을·태음인은 위의를, 소양인은 재간을, 태양인은 방략을 가꾸기 위해 소음인은 빼앗는 마음, 태음인은 사치하는 마음, 소양인은 게으른 마음, 태양인은 도둑질하는 마음을 없애야 함을 의미함. 『격치고』를 참고하면 이는 천성적으로 소음은 태양에서 나올 때 그 어미의 신(神)을 탈취했으므로 탈심(奪心)이 있고, 태음은 소양을 낳을 때에 그 자식의 영(靈)을 빌리기 때문에 치심(侈心)이 있으며, 소양은 태음에서 나올 때에 그 어미의 혼(魂)에 의지하기 때문에 나심(懶心)이 있고, 태양은 소음을 낳을 때에 그 자식의 백(魄)에 의지하기 때문에 절심(竊心)이 있다는 것에 연유한다고 볼 수 있음

라. 장부론(臟腑論)

성명론에서는 인간 존재의 본질과 구조, 존재 근거에 대해 하늘과 사람, 천성과 천명, 즉 天·人·性·命의 관계를 설명하고, 아울러 어떻게 천성을 온전히 보존하고 올바르게 천명에 따를 것인가를 논하였다. 또한 사심신물론을 제시하여 천·인·성·명의 관계를 도식화시켜 줌과 동시에 천성이 가려지고 천명이 흐트러지는 원인을 지적하였다. 그리고 이에 대한 이해를 통해서 그 마음을 살펴 앎(知)과 행함(行)으로 천성을 기르고 그 몸을 닦아 천명을 바르게 행하는 존심양성과 수신입명의 방법을 구체적으로 제시해 줌으로써 사상의학의 이론적 존재 근거와 기본 원리를 설명하였다.

사단론에서는 모든 사람은 태양인·소양인·태음인·소음인으로 분류되는 사상인 중의 한 사람으로 편대장과 편소장이 다르게 태어나는데 선천적으로 장부의 대소가 다름으로써 나타나는 특성은 후천적 방법으로는 변하지 않는다는 전제하에 『孟子』에서 논하고 있는 인의예지(仁義禮智) 사단과 연계하여 이것이 타고난 장부의 크고 작음에 따라 다르게 나타남을 보여 주었다. 동시에 사상의 장국 형태별 애노희락의 성정이 어떻게 상성(相成)하고 상자(相資)하며 장부의 대소와는 어떤 관계를 유지하는가를 논함으로써 성정과 장부생리와의 관계를 분명하게 밝혀주고 있다. 사람은 그 타고난 장부 대소 차이에 의해서 理心과 利心이 다르게 표출되기 때문에 세상사에 임하는 태도와 반응이 다르고 그 결과 나타나는 질병이 다르므로 치료하는 방법이 달라야 하며 섭생도 달라야 하고 평소 수양해야 하는 내용도 달라야 함을 강조하고 있다.

확충론에서는 사심신물론에서 논한 "신(身)에는 성신(誠身)과 경신(敬身)이 있고, 심(心)에는 理心과 利心이 있다."는 내용과 사유지사상에 근거하여 성명론의 내용에 사단론에서 제시한 내용을 더욱 확충시킴으로써 성명론과 사단론에서 언급한 사상인의 성질재간을 구체적으로 설명하고 있다.

장부론에서는 위에서 설명한 성명론, 사단론 및 확충론의 원리를 종합하여 독창적인 사상인의 장부생리를 정립해 놓고 있다. 사람의 신체를 '상초·중상초·중하초·하초'의 사초(四焦)로 구분하여 그 부위를 설명하고 장부를 '위완·위·소장·대장'의 사부(四腑)로 분류, 설정한 후 음식물이 사부에 의해 섭취·정축·소화·배설되어지는 생리과정을 온열양한(溫熱凉寒)의 기가 승강(升降)작용을 일으켜 발생하는 원리로 설명하고 있다.

〈東醫壽世保元〉

장부론(臟腑論)

肺部位 在下背上, 胃脘部位 在頷下胸上, 故 背上胸上以之上焦.
脾部位 在膂, 胃部位在膈, 故 膂膈之間 謂之中上焦.
肝部位在腰, 小腸部位 在臍, 故 腰臍之間 謂之中下焦.
腎部位 在腰脊下, 大腸部位在臍腹下, 故 脊下下以下 謂之下焦.

폐 부위는 이마 아래 등 위에 있고 위완 부위는 턱 밑 가슴 위에 있으므로 등 위와 가슴 위 이상을 상초(上焦)라 부른다.

비장 부위는 등골뼈(膂)에 있고 위 부위는 흉격(膈)에 있으므로 등골뼈와 흉격 사이를 중상초(中上焦)라 부른다.

간 부위는 허리에 있고 소장 부위는 배꼽에 있으므로 허리와 배꼽 사이를 중하초(中下焦)라 부른다.

신장 부위는 요척(腰脊; 허리 뼈)의 아래에 있고 대장 부위는 배꼽과 배 아래에 있으므로 요척과 배꼽 아래 이하를 하초(下焦)라 부른다.[164]

水穀 自胃脘而入于胃, 自胃而入于小腸, 自小腸而入于大腸, 自大腸 而出于肛門者. 水穀之都數 停畜於胃而薰蒸爲熱氣, 消導於小腸而平 淡爲凉氣. 熱氣之輕淸者 上升於胃脘而爲溫氣, 凉氣之質重者 下降 於大腸而爲寒氣.

수곡(水穀; 음식물)은 자연히 위완(胃脘)에서 위(胃)로 들어가고, 자연히 위에서 소장으로 내려가고, 자연히 소장에서 대장으로 내려가며, 자연히 대장에서 항문으로 배출된다. 수곡은 모두 위에 모여들어 훈증되면 열기(熱氣)가 되고, 소장에서 소화 흡수가 완전히 이루어지면 양기(凉氣)가 된다. 열기의 가볍고 맑은 것은 위완으로 상승하여 온기(溫氣)가 되고, 양기(凉氣)중 무거운 것은 대장으로 하강하여 한기(寒氣)가 된다.[165]

---

164) 사단론에서는 사유지사상을 내세워 몸의 주요 기관으로 폐·비·간·신의 사장을 말한 바가 있는데, 이와 같은 맥락에서 본 구절에서는 위완·위·소장·대장을 사부로 제시하고, 신체를 상초·중상초·중하초·하초의 사초(四焦)로 나누어 그 부위를 구체적으로 구분하여 상초에는 폐와 위완·중상초에는 비장과 위·중하초에는 간과 소장·하초에는 신장과 대장이 있음을 설명하고 있음

165) 본 구절에서는 사람 몸 안에서 음식물(수곡)이 사부를 지나면서 소화되는 과정에서의 사부의 역할과, 그 과정에서 발생하는 기와 그 특성에 대해 설명함. 위완에서는 위에서 발생한 상승 열기가 온기(溫氣)가 되어 체내의 탁기를 밖으로 배출시키고, 위는 음식물을 부숙(腐熟)시키는 역할을 하는데 그 과정에서 열기(熱氣)가 발생함. 소장은 음식물을 소화시키고 기운이 양기(凉氣)가 되어 영양소를 흡수하며, 소장에서 발생한 양기는 대장으로 내려가 한기(寒氣)가 되고 음식물을 배설시키는 역할을 수행함

胃脘 通於口鼻, 故 水穀之氣 上升也. 大腸 通於肛門, 故 水穀之氣 下降也. 胃之體 廣大而包容, 故 水穀之氣 停畜也. 小腸之體 狹窄而 屈曲, 故 水穀之氣 消導也.

위완은 입과 코로 통하므로 수곡(水穀)의 기(氣)는 상승하고 대장은 항문으로 통하므로 수곡의 기는 하강한다. 위는 몸체가 넓고 커서 휩싸서 들일 수 있기 때문에 수곡의 기가 모여 쌓이고, 소장은 몸체가 비좁고 꾸불꾸불하기 때문에 수곡의 기가 소화되고 흡수된다.[166]

水穀溫氣 自胃脘而化津, 入于舌下爲津海, 津海者 津之所舍也. 津海之淸氣 出于耳而爲神, 入于頭腦而爲膩海, 膩海者 神之所舍也. 膩海之膩汁淸者 內歸于肺, 濁滓 外歸于皮毛. 故 胃脘與舌耳頭腦皮毛 皆肺之黨也.

수곡의 온기(溫氣)는 자연히 위완에서 진(津)이 되어 혀 밑으로 들어가 진해(津海)가 되니 진해는 진이 머무는 곳이다. 진해의 맑은 기는 귀로 나와 신(神)이 되고, 두뇌에 들어가 니해(膩海)가 되니 니해는 신이 머무는 곳이다. 니해의 니즙(膩汁) 중 맑은 것은 안으로 들어 폐로 돌아가고, 탁한 찌꺼기는 밖으로 돌아 피부(皮)와 터럭(毛)으로 돌아가므로 위완·혀·귀·두뇌·피부·터럭은 모두 폐의 무리이다.[167]

---

166) 본 구절에서는 사부의 소화과정과 그 동력을 구체적으로 설명함

167) 본 구절을 포함하여 계속되는 세 구절은 장부론 중 가장 중심이 되는 부분으로 음식물이 사부인 위·위완·소장·대장을 거치면서 생성된 온(溫)·열(熱)·양(凉)·한(寒)의 기가 각각 신체의 사초에서 어떠한 경로를 거쳐 생체의 필수 물질인 전사해의 진(津)·고(膏)·유(油)·액(液)과, 후사해의 신(神)·기(氣)·혈(血)·정(精)이 되며, 그 전사해와 후사해는 어디에 위치하고 전사해와 후사해가 영향을 주는 인체의 조직들은 무엇인가를 말하고 있음

水穀熱氣 自胃而化膏, 入于膻間兩乳爲膏海, 膏海者 膏之所舍也.
膏海之淸氣 出于目而爲氣, 入于背膂而爲膜海, 膜海者 氣之所舍也.
膜海之膜汁淸者 內歸于脾, 濁滓 外歸于筋. 故 胃與兩乳目背膂筋
皆脾之黨也.

수곡의 열기(熱氣)는 자연히 위에서 고(膏)가 되어 두 젖 사이의 전중으
로 들어가 고해(膏海)가 되니 고해는 고가 머무는 곳이다. 고해의 맑은
기는 눈에서 나와 기(氣)가 되고, 배려(背膂; 등골뼈)로 들어가 막해(膜
海)가 되니 막해는 기가 머무는 곳이다. 막해의 막즙(膜汁) 중 맑은 것은
안으로 들어 비장으로 돌아가고, 탁한 찌꺼기는 밖으로 돌아 근(筋;힘
줄)으로 돌아가므로 위·유방·눈·배려·근은 모두 비장의 무리이다.

水穀凉氣 自小腸而化油, 入于臍爲油海, 油海者 油之所舍也. 油海
之淸氣 出于鼻而爲血, 入于腰脊而爲血海, 血海者 血之所舍也. 血
海之血汁淸者 內歸于肝, 濁滓 外歸于肉. 故 小腸與臍鼻腰脊肉 皆
肝之黨也.

수곡의 양기(凉氣)는 자연히 소장에서 유(油)가 되어 배꼽으로 들어가
유해(油海)가 되니 유해는 유가 머무는 곳이다. 유해의 맑은 기는 코에
서 나와 혈(血)이 되고, 요척(腰脊; 허리뼈)으로 들어가 혈해(血海)가 되
니 혈해는 혈이 머무는 곳이다. 혈해의 혈즙(血汁) 중 맑은 것은 안으로
들어 간으로 돌아가고, 탁한 찌꺼기는 밖으로 돌아 살(肉)로 돌아가므로
소장·배꼽·코·요척·살은 모두 간의 무리이다.

水穀寒氣 自大腸而化液, 入于前陰毛際之內爲液海, 液海者 液之所
舍也. 液海之淸氣 出于口而爲精, 入于膀胱而爲精海, 精海者 精之
所舍也. 精海之精汁淸者 內歸于腎, 濁滓 外歸于骨. 故 大腸與前陰
口膀胱骨 皆腎之黨也.

수곡의 한기(寒氣)는 자연히 대장에서 액(液)이 되어 전음(前陰)의 모제 (毛際)[168]안으로 들어가 액해(液海)가 되니 액해는 액이 머무는 곳이다. 액해의 맑은 기는 입에서 나와 정(精)이 되고, 방광으로 들어가 정해(精海)가 되니 정해는 정이 머무는 곳이다. 정해의 정즙(精汁) 중 맑은 것은 안으로 들어 신장으로 돌아가고, 탁한 찌꺼기는 밖으로 돌아 뼈로 돌아가므로 대장·전음·입·방광·뼈는 모두 신장의 무리이다.

耳 以廣博天時之聽力 提出津海之淸氣 充滿於上焦爲神, 而注之頭腦 爲膩 積累爲膩海.
目 以廣博世會之視力 提出膏海之淸氣 充滿於中上焦爲氣, 而注之背膂 爲膜 積累爲膜海.
鼻 以廣博人倫之嗅力 提出油海之淸氣 充滿於中下焦爲血, 而注之腰脊 爲凝血 積累爲血海.
口 以廣博地方之味力 提出液海之淸氣 充滿於下焦爲精, 而注之膀胱爲凝精 積累爲精海.

귀는 천시(天時)를 널리 통찰하는 청력(聽力)으로 진해(津海)의 맑은 기를 끌어내어 상초를 충만시켜 신(神)이 되게 하는데, 이것이 두뇌에 주입되어 니(膩)가 되고 쌓여서 니해(膩海)가 된다.

눈은 세회(世會)를 널리 통찰하는 시력(視力)으로 고해(膏海)의 맑은 기를 끌어내어 중상초를 충만시켜 기(氣)가 되게 하는데, 이것이 배려(背膂)에 주입되어 막(膜)이 되고 쌓여서 막해(膜海)가 된다.

코는 인륜(人倫)을 널리 통찰하는 후력(嗅力)으로 유해의 맑은 기를 끌어내어 중하초를 충만시켜 혈(血)이 되게 하는데, 이것이 요척(腰脊)에 주입되어 응혈(凝血)이 되고 쌓여서 혈해(血海)가 된다.

입은 지방(地方)을 널리 통찰하는 미력(味力)으로 액해의 맑은 기를 끌어내어 하초를 충만시켜 정(精)이 되게 하는데, 이것이 방광에 주입되어 응정(凝精)이 되고 쌓여서 정해(精海)가 된다.[169]

肺 以鍊達事務之哀力 吸得膩海之淸汁 入于肺以滋肺元, 而內以擁
護津海 鼓動其氣 凝聚其津.

脾 以鍊達交遇之怒力 吸得膜海之淸汁 入于脾以滋脾元, 而內以擁
護膏海 鼓動其氣 凝聚其膏.

肝 以鍊達黨與之喜力 吸得血海之淸汁 入于肝以滋肝元, 而內以擁
護油海 鼓動其氣 凝聚其油.

腎 以鍊達居處之樂力 吸得精海之淸汁 入于腎以滋腎元, 而內以擁
護液海 鼓動其氣 凝聚其液.

폐는 사무(事務)에 익숙하고 단련이 되어서 통달한 애력(哀力)으로 니해 (膩海)의 맑은 즙(淸汁)을 빨아내어 폐로 들여보내 폐의 원기를 번성케 하고, 안으로는 진해(津海)를 옹호함으로써 그 기를 고동하게 하여 그 진(津)을 엉겨 모이게(凝聚) 한다.

비장은 교우(交遇)에 익숙하고 단련이 되어서 통달한 노력(怒力)으로 막 해(膜海)의 맑은 즙을 빨아내어 비장으로 들여보내 비장의 원기를 번성 케 하고, 안으로는 고해(膏海)를 옹호함으로써 그 기를 고동하게 하여 그 고(膏)를 엉겨 모이게 한다.

간은 당여(黨與)에 익숙하고 단련이 되어서 통달한 희력(喜力)으로 혈해 의 맑은 즙을 빨아내어 간으로 들여보내 간의 원기를 번성케 하고, 안으 로는 유해(油海)를 옹호함으로써 그 기를 고동하게 하여 그 유(油)를 엉 겨 모이게 한다.

신장은 거처(居處)에 익숙하고 단련이 되어서 통달한 낙력(樂力)으로 정 해(精海)의 맑은 즙을 빨아내어 신장으로 들여보내 신장의 원기를 번성

케 하고, 안으로는 액해(液海)를 옹호함으로써 그 기를 고동하게 하여 그 액을 엉겨 모이게 한다.[170]

津海之濁滓 則胃脘 以上升之力 取其濁滓 而以補益胃脘. 膏海之濁滓 則胃 以停畜之力 取其濁滓 而以補益胃. 油海之濁滓 則小腸 以消導之力 取其濁滓 而以補益小腸. 液海之濁滓 則大腸 以下降之力 取其濁滓 而以補益大腸.

진해의 탁한 찌꺼기는 위완의 상승시키는 힘에 의해 그 탁한 찌꺼기를 취하여 위완을 보익(補益)[171]한다. 고해의 탁한 찌꺼기는 위의 모여 들이는 힘에 의해 그 탁한 찌꺼기를 취하여 그 위를 보익한다. 유해의 탁한 찌꺼기는 소장이 소화하고 흡수하는 힘에 의해 그 탁한 찌꺼기를 취하여 소장을 보익한다. 액해의 탁한 찌꺼기는 대장의 하강시키는 힘에 의해 그 탁한 찌꺼기를 취하여 대장을 보익한다.[172]

---

168) 남녀 생식기의 털이 난 부위

169) 본 구절은 신(神)·기(氣)·혈(血)·정(精)과 전·후사해와의 관계를 설명하고 있음. 하늘과 교감하는 성신(誠身)은 각각 청력·시력·후력·미력으로 전사해인 진해·고해·유해·액해로부터 맑은 기를 끌어내어 상초·중상초·중하초·하초를 충만시켜 신기혈정이 되는데, 이 중 신은 두뇌로 가서 니(膩)를 형성하고, 기는 배려로 가서 막(膜)을 형성하며, 혈은 요척으로 가서 응혈(凝血)을 형성하고, 정은 방광으로 가서 응정(凝精)을 형성함. 이렇게 형성된 니막혈정이 쌓여서 후사해인 니해·막해, 혈해, 정해가 됨을 말하고 있음.

170) 본 구절은 폐비간신이 각기 교우·사무·당여·거처에 익숙하고 단련되어 통탈한 애력·노력·희력·낙력으로 후사해의 청즙을 받아 각각 그 기운을 번성케 하고, 전사해를 옹호하여 진·고·유·액이 각각 모여 엉기게 함으로써 전·후사해가 서로 형성시키고 돕는 관계에 있음을 말하고 있음

171) 인체의 부족한 기혈음양을 보양하는 것

172) 본 구절은 전사해의 탁한 찌꺼기가 위완·위·소장·대장의 각각 상승시키는·모여 들이는·소화하고 흡수하는·하강시키는 작용에 의해 각각 위완·위·소장·대장을 보익함을 말하고 있음

?海之濁滓 則頭 以直伸之力 鍛鍊之而成皮毛. 膜海之濁滓 則手 以
能收之力 鍛鍊之而成筋. 血海之濁滓 則腰 以寬放之力 鍛鍊之而成
肉. 精海之濁滓 則足 以屈强之力 鍛鍊之而成骨.

니해의 탁한 찌꺼기는 머리의 곧게 펴는(直伸) 힘에 의해 단련되어 피부
와 터럭(皮毛)을 이룬다. 막해의 탁한 찌꺼기는 손의 쥐는데 능한(能收)
힘에 의해 단련되어 근(筋; 힘줄)을 형성한다. 혈해의 탁한 찌꺼기는 허
리의 느긋하게 펼치는(寬放) 힘에 의해 단련되어 육(肉; 살)을 형성한다.
정해의 찌꺼기는 발의 굳센(屈强) 힘에 의해 단련되어 뼈를 형성한다.[173]

是故 耳必遠聽 目必大視 鼻必廣嗅 口必深味. 耳目鼻口之用 深遠廣
大 則精神氣血 生也, 淺近狹小 則精神氣血 耗也. 肺必善學 脾必善
問 肝必善思 腎必善辨. 肺脾肝腎之用 正直中和 則津液膏油 充也.
偏倚過不及 則津液膏油 爍也.

그러므로 귀는 반드시 멀리 듣고, 눈은 반드시 크게 보고, 코는 반드시
널리 냄새를 맡고, 입은 반드시 깊게 맛을 보아야 한다. 이목비구의 쓰
임이 깊고(深) · 멀고(遠) · 넓고(廣) · 크면(大) 정 · 신 · 기 · 혈(精 · 神 ·
氣 · 血)이 생성되고, 얕고(淺) · 가깝고(近) · 좁고(狹) · 작으면(小) 정 ·
신 · 기 · 혈(精 · 神 · 氣 · 血)이 소모된다. 폐는 반드시 잘 배워야 하고,
비장은 반드시 잘 물어야 하고, 간은 반드시 잘 생각해야 하고, 신장은
반드시 잘 분별해야 한다. 폐와 비장과 간과 신장의 쓰임이 바르고 곧고
알맞고 조화로우면 진 · 액 · 고 · 유(津 · 液 · 膏 · 油)가 충만하고, 지나
치게 치우치거나 과하거나 미치지 못하면 진 · 액 · 고 · 유(津 · 液 ·
膏 · 油)가 끊어지게 된다.[174]

膩海藏神 膜海藏靈 血海藏魂 精海藏魄.

니해(膩海)에는 신(神)이 간직되어 있고, 막해(膜海)에는 영(靈)이 간직되어 있고, 혈해(血海)에는 혼(魂)이 간직되어 있고, 정해(精海)에는 백(魄)이 간직되어 있다.[175)

津海藏意 膏海藏慮 油海藏操 液海藏志.

진해(津海)에는 의(意; 생각)가 간직되어 있고, 고해(膏海)에는 려(慮; 사고)가 간직되어 있고, 유해(油海)에는 조(操; 지조)를 간직되어 있고, 액해(液海)는 지(志; 의지)가 간직되어 있다.[176)

---

173) 본 구절은 앞 구절에 이어 후사해의 기능으로 후사해의 탁한 찌꺼기가 머리·손·허리·발의 각각 곧게 펴는·쥐는데 능한·느긋하게 펼치는·굳센 힘에 의해 각각 피부와 터럭·근·육·뼈를 형성함을 말하고 있음

174) 본 구절은 성명론에서 논한 존심양성과 수신입명을 장부론적으로 설명하는 구절로 성신(誠身)인 이목비구의 쓰임(聽視嗅味)이 원대광심(遠大廣深)하면 정신기혈(精神氣血)의 생성이 왕성해지고, 경신(敬身)인 폐비간신의 쓰임(學問思辨)이 정직중화(正直中和)하면 진액고유(津液膏油)가 충만해진다고 말하고 있음

175) 본 구절은 앞에서 후사해의 니·막·혈·정해가 생리학적 개념인 신·기·혈·정이 머무는 곳이라 한 것에 반해, 생명론적 개념에서 신·령·혼·백이 간직되어 있는 곳임을 말하고 있음

176) 본 구절은 앞 구절에 이어 전사해인 진·고·유·액해에 각각 의·려·조·지가 간직되어 있음을 말하고 있는데 이는 성명론에서 논한 "턱의 주책에는 교만함, 가슴의 경륜에는 자랑함, 배꼽의 행검에는 우쭐댐, 배의 도량에는 과장함이 있어서는 안 된다."와 연계하여 교만함은 생각이 교만한 것이고, 자랑함은 사고를 자랑하는 것이고, 우쭐댐은 지조를 우쭐대는 것이고, 과장함은 의지를 과장하는 것으로 해석할 수 있음

頭腦之膩海 肺之根本也. 背膂 之膜海 脾之根本也. 腰脊之血海 肝
之根本也. 膀胱之精海 腎之根本也.

두뇌의 니해(膩海)는 폐의 근본이고, 배려(背膂)의 막해(膜海)는 비장의
근본이고, 요척(腰脊)의 혈해(血海)는 간의 근본이고, 방광의 정해(精海)
는 신장의 근본이다.[177]

舌之津海 耳之根本也. 乳之膏海 目之根本也. 臍之油海 鼻之根本
也. 前陰之液海 口之根本也.

혀의 진해(津海)는 귀의 근본이고, 젖의 고해(膏海)는 눈의 근본이고, 배
꼽의 유해(油海)는 코의 근본이고, 전음(前陰)의 액해(液海)는 입의 근본
이다.[178]

心 爲一身之主宰 負隅背心 正向膻中 光明瑩徹, 耳目鼻口 無所不
察, 肺脾肝腎 無所不忖, 膻臆臍腹 無所不誠, 頭手腰足 無所不敬.

심(心)은 한 몸을 주재하는데 네 귀퉁이와 등의 중심을 등에 지고 똑바
로 단중(膻中)[179]을 향하여 밝은 빛을 막힘없이 환하게 비추니 이목비구
가 살피지 못하는 바가 없고, 폐비간신이 헤아리지 못하는 바가 없으며,
함억제복이 성실치 않은 바가 없고, 두수요족이 공경하지 않는 바가 없
다.[180]

---

177) 본 구절은 후사해인 니 · 막 · 혈 · 정해가 각각 폐비간신의 근본임을 말하고 있음
178) 본 구절은 전사해인 진고유액해가 각각 이목비구의 근본임을 말하고 있음
179) 심장아래에 있는 격막
180) 본 구절은 장부론을 종합하여 사유지사상을 기초로 오장 중 폐비간신을 네 귀퉁이에 두고 등
　　　중심을 짊어지고 위치한 심(心)이 사람의 일신을 주재하는 천인성명의 구조를 설명하고 있음

마. 의원론(醫源論)

의원론에서는 신농·황제(神農·黃帝) 이후 허준(許浚) 선생에 이르기까지 이제마 선생이 높게 평가한 명의와 주요 의학서 및 본초서들을 연대별로 기술하고, 그들이 의학의 발전에 기여한 공로를 논하고 있다. 또한 옛 의가들이 논한 병증약리를 사상인의 병증약리로 분류한 결과를 구체적으로 제시함으로서, 선생 자신이 『동의수세보원』 집필 전에 이미 사상의학체계를 구축하고 있었음을 간접적으로 시사하고 있다.

또한 『동의수세보원』을 저술한 배경을 말하면서, 병의 원인을 주로 '비위와 음식의 풍한서습과의 접촉'으로 보는 기존 한의학과 비교하여 병의 주된 원인을 '사랑·미움·욕심, 그리고 희노애락의 심리적 편착'으로 보는 사상의학의 주된 차이점을 말하고, 그 차이에서 오는 기존 한의학의 제한성을 옛 의가들이 논한 육경병증(六經病證)이 주로 소음인 병증에 편중되어 있다는 사실로써 증명하고 있다. 그리고 기존 한의학에서 병증을 변별하는 방법인 맥을 보는 것에 대한 자신의 견해를 피력하면서 장중경(張仲景)의 육경병증과 『동의수세보원』의 사상인의 차별성을 강조하고 있다.

그리고 의원으로서 기백(岐伯)이 논한 육경병증에 대해 양감(兩感)되지 않았을 때와 양감 되었을 때를 구분하여 1일에서부터 사망할 때까지의 구체적인 증상을 말함으로써 후세의 의가들이 참고하도록 제시하고 있다. 황제내경(黃帝內經) 소문(素問)과 영추경(靈樞經)에 황제의 이름을 빌려 쓴 것에 대해서는 부정적인 측면으로 본다면 진정한 도라고는 할 수 없다고 해도, 긍정적으로 보면 발전적인 측면도 있기 때문에 그렇게 심하게 책할 필요는 없다고 자기의 견해를 피력하고 있다. 이러한 이면에는 자기의 견해와 같지 않은 학설이나 새로운 학설에 대해서도 때로는 수용해야 하는 여유를 가져야 함을 시사하고 있다고 할 수 있다.

본 의원론은 분량은 많지 않으나 동양 한의학의 역사적 발전과정과 그
내용을 명확하게 정리함으로써, 자신의 독특한 사상의학을 제창한 것에
비견되는 그의 학문적 깊이를 알 수 있는 장으로 평가되고, 또한 과거
유명한 의가들의 공로와 업적을 논하면서 조선의 허준(許浚) 선생을 중
국의 장중경(張仲景), 주굉(朱肱)과 더불어 으뜸으로 꼽아 그 공로를 높
이 인정한 것은 이제마 선생이 의학자이면서 대인(大人)의 풍모를 가졌
음을 읽게 하는 장이기도 하다.

〈東醫壽世保元〉

의원론(醫源論)

書曰 若藥不暝眩 厥疾不瘳. 商高宗時 已有暝眩藥驗 而高宗 至於
稱歎. 則醫藥經驗 其來已久於 神農黃帝之時 其說 可信於眞也.

서경(書經)에 이르기를 "만약 약이 명현(暝眩)[181]하지 않으면 그 병이 나
을 수 없다."고 하였다. 상(商)나라 고종(高宗) 때에 이미 명현한 약이 있
어 시험해 보고 고종이 이를 지극히 칭찬하고 감탄했다. 그러므로 의약
경험이 신농(神農)과 황제(黃帝) 때에 이미 전해져 내려오는 것이 있었
다는 설(說)을 진실로 믿을 수가 있다.

---

181) 눈이 아찔하고 깜깜함

而本草素問 出於 神農黃帝之手 其說 不可信於眞也. 何以言之 神
農黃帝時 文字應無 後世文字澆漓例法 故也.

그러나 『본초(本草)』와 『소문(素問)』이 신농과 황제의 손에서 나왔다는
설은 진실로 믿을 수가 없다. 왜냐하면 신농과 황제 때에 문자가 응당
없었다는 것은 그 후세의 문자체계가 조잡한 것으로써도 짐작할 수 있
기 때문이다.

衰周秦漢以來 扁鵲 有名 而張仲景 具備得之 始爲成家著書 醫道始
興. 張仲景以後 南北朝隋唐醫 繼之而至于宋 朱肱 具備得之 著活人
書 醫道中興.

주(周)나라 말기에서 진(秦)·한(漢)까지는 편작(扁鵲)의 이름이 남아 있
고, 장중경(張仲景)[182]이 의술을 습득하고 갖추어 처음으로 일가를 이루
고 책을 저술하니 의도(醫道)가 비로소 흥하기 시작했다. 장중경 이후
남북조(南北朝)와 수당(隋唐)의 의가들이 이를 계승하고, 송대(宋代)에
이르러 주굉(朱肱)[183]이 의술을 습득하고 갖추어 『활인서(活人書)』를 저
술함으로써 의도가 중흥하게 되었다.

---

182) 후한 때 명의로써 이름은 장기(張機)이며 장사태수를 지냈음. 동양의학 사상의 기본을 이루
는 『상한론(傷寒論)』과 『금궤요략(金匱要略)』을 저술하였음
183) 송대 명의의 한 사람으로 『남양활인서(南陽活人書)』를 1089년에 쓰고, 후에 한나라 이후의
방약을 선택하여 『상한론(傷寒論)』의 미흡함을 보충하였음

朱肱以後 元醫 李杲 王好古朱震亨危亦林 繼之而至于明, 李梴龔信
具備得之, 許浚 具備傳之 著東醫寶鑑 醫道復興.

주굉 이후 원(元)의 이고(李杲)·왕호고(王好古)·주진형(朱震亨)·위역
림(危亦林) 등 의가들이 이를 계승하였다. 명대(明代)에 이르러 이천(李
梴)·공신(龔信)이 의술을 습득하여 갖추었고, 허준(許浚)[184]이 의술을
전수받고 갖추어 동의보감(東醫寶鑑)을 저술함으로써 의도는 부흥하게
되었다.

蓋自神農黃帝以後 秦漢以前 病證藥理 張仲景 傳之, 魏晉以後 隋唐
以前 病證藥理 朱肱 傳之, 宋元以後 明以前 病證藥理 李梴龔信許
浚 傳之. 若以醫家勤勞功業 論之 則當以 張仲景朱肱許浚 爲首 而
李梴龔信 次之.

대체로 신농·황제 이후 진한(秦漢) 이전에는 병증약리(病證藥理)를 장
중경이 전하였고, 위진(魏晉) 이후 수당(隋唐) 이전에는 병증약리를 주
굉이 전하였으며, 송원(宋元) 이후 명(明) 이전에는 병증약리를 이천·
공신·허준이 전하였다. 만약에 의가들의 공로와 업적에 대해 논한다면
장중경·주굉·허준이 으뜸이고, 이천·공신이 그 다음이다.[185]

---

184) 자는 청원(淸源)이고 호는 귀암(龜巖)으로 1540~1615년에 생물하였음. 김포의 양천 허씨 가
문에서 서자로 태어났으며, 오랜 기간 국왕의 전의로 있었음. 동의보감은 선조 29년(1596년)
에 왕명을 받아 저술을 착수하였으나 정유재란으로 중지되었다가 난이 끝난 후 다시 왕명을
받고 편집하여 광해군 2년(1610년)에 완성하였는데 이는 25권 25책으로 구성되었음
185) 본 구절은 신농·황제 이후 허준 선생에 이르기까지 이제마 선생이 중요하게 평가한 명의와
주요 저서들을 연대별로 기술하고 의학의 발전에 기여한 공로를 논하고 있음

本草 自神農黃帝以來 數千年世間流來經驗, 而神農時 有本草. 殷時
有湯液本草. 唐時 有孟詵 食療本草, 陳藏器 本草拾遺. 宋時 有龐安
常 本草補遺, 日華子本草. 元時 有王好古 湯液本草.

본초는 신농·황제 이래 수천 년 동안 내려오면서 경험한 것으로 신농
때에 이미 『신농본초』가 있었고, 은나라 때에는 『탕액본초(湯液本草)』
가 있었으며, 당나라 때에는 맹선(孟詵)의 『식료본초(食療本草)』와 진장
기(陳藏器)의 『본초습유(本草拾遺)』가 있었고, 송나라 때에는 방안상(龐
案常)의 『본초보유(本草補遺)』와 『일화자본초(日華子本草)』가 있었으
며, 원나라 때에는 왕호고(王好古)의 『탕액본초(湯液本草)』가 있었다.[186]

少陰人 病證藥理 張仲景 庶幾乎昭詳發明,
而宋元明諸醫 盡乎昭詳發明.
少陽人 病證藥理 張仲景 半乎昭詳發明,
而宋元明諸醫 庶幾乎昭詳發明.
太陰人 病證藥理 張仲景 略得影子, 而宋元明諸醫 太半乎昭詳發明.
太陽人 病證藥理 朱震亨 略得影子 而本草 略有藥理.

소음인의 병증약리에 대해서는 장중경이 거의 대부분 소상하게 밝혔고,
송·원·명의 여러 의가들이 그 나머지를 소상하게 밝혔다.

소양인의 병증약리에 대해서는 장중경이 반쯤 소상하게 밝혔고, 송·
원·명의 여러 의가들이 그 나머지를 거의 소상하게 밝혔다.

태음인의 병증약리에 대해서는 장중경이 대략 그 윤곽만을 그렸고,
송·원·명의 의가들이 태반을 소상하게 밝혔다.

태양인의 병증약리에 대해서는 주진형(朱震亨)이 대략 그 윤곽만을 그
렸는데 신농본초에 대략적인 약리가 있다.[187]

余 生於醫藥經驗五六千載後 因前人之述 偶得四象人臟腑性理 著得
一書 名曰壽世保元.
原書中 張仲景所論 太陽病 少陽病 陽明病 太陰病 少陰病 厥陰病
以病證名目而論之也, 余所論 太陽人 少陽人 太陰人 少陰人 以人物
名目而論之也. 二者 不可混看 又不可厭煩 然後 可以探其根株 而採
其枝葉也.
若夫脈法者 執證之一端也. 其理 在於浮沈遲數 而不必究其奇妙之
致也. 三陰三陽者 辨證之同異也, 其理 在於腹背表裏 而不必求其經
絡之變也.

내가 의약의 경험이 있은 지 5, 6천 년 후에 태어나서 옛사람들이 저술한
글을 보는 중에 우연히 사상인의 장부성리(臟腑性理)를 깨닫고, 이 깨달
음을 한권의 책으로 저술하여 『수세보원(壽世保元)』이라 이름 하였다.
원서(原書)[188]중에서 장중경이 이른 바 논한 태양병·소양병·양명병·
태음병·소음병·궐음병은 병증(病證) 명칭에 대해 논한 것이고, 내가
이른 바 논한 태양인·소양인·태음인·소음인은 사람 명칭에 대해 논
한 것이다. 이 두 가지를 혼돈해도 안 될 것이고, 또한 번거롭다고 싫어
해서도 안 될 것이다. 그래야 그 뿌리와 줄기를 찾고 그 가지와 잎을 채
집할 수 있을 것이다.
또한 맥을 보는 것은 병증을 잡아내는 한 가지 방법인데, 그 이치는 맥
의 부침지삭(浮沈遲數)[189]에 있을 뿐이므로 그것에 기묘한 이치가 있다
고 탐구할 필요는 없다. 삼음(三陰)과 삼양(三陽)이란 병증이 같은가 다
른가를 변별하는 것으로 그 이치는 배와 등의 안에 있느냐 밖에 있느냐
를 구분하는 것으로 반드시 그 경락(經絡)의 변화까지 탐구할 필요는 없
다.[190]

古人 以六經陰陽論病 故 張仲景 著傷寒論 亦以六經陰陽 該病證而.

以頭痛 身疼 發熱 惡寒 脈浮者 謂之太陽病證.

以口苦 咽乾 目眩 耳聾 胸脇滿 寒熱往來 頭痛 發熱 脈弦細者 謂之
少陽病證.

以不惡寒 反惡熱 汗自出 大便秘者 謂之陽明病證.

以腹滿時痛 口不燥 心不煩 而自利者 謂之太陰病證.

以脈微細 但欲寐 口燥 心煩而自利者 謂之少陰病證.

以初無腹痛自利等證 而傷寒六七日 脈微緩 手足厥冷 舌卷囊縮者
謂之厥陰病證.

六條病證中 三陰病證 皆少陰人病證也. 少陽病證 卽少陽人病證也.
太陽病證 陽明病證 則少陽人 少陰人 太陰人病證 均有之, 而少陰人
病證 居多也. 古昔以來 醫藥法方 流行世間 經歷累驗者 仲景採摭
而著述之.

옛 사람들이 육경음양(六經陰陽)[191]으로 병을 논했기 때문에 장중경도
『상한론(傷寒論)』을 저술할 때 역시 육경음양으로 병증(病證)을 구별했
다. 두통이 있고, 온몸이 아프고, 열이 나고, 오한(惡寒)[192]이 있고, 맥이
뜨는 것을 일러 태양병증이라 했다.

입이 쓰고, 목이 건조하며, 눈이 어지러우며, 귀가 안 들리며, 가슴과 겨
드랑이가 답답하고, 한열(寒熱)[193]이 오락가락하며, 두통이 있고, 열이
나며, 맥이 가늘고 약한 것을 일러 소양병증이라고 했다.

오한이 없고 오히려 오열(惡熱)[194]이 있으며, 땀이 저절로 나고, 대변에
변비가 있는 것을 일러 양명병증(陽明病證)이라고 했다.

배가 그득하고 때때로 아프며, 입이 건조하지 않고, 가슴이 답답하지도
않으면서 저절로 설사를 하면 이를 일러 태음병증이라고 했다.

맥이 미세하고 자꾸 잠만 자려하며, 입이 건조하고 가슴이 답답하면서

저절로 설사를 하면 이를 일러 소음병증이라고 했다.

처음에는 배가 아프거나 저절로 설사를 하는 등의 증상이 없다가 상한 (傷寒)[195]에 걸린 지 6~7일에 맥이 미세하고 완만하면서 손과 발이 몹시 차고, 혀가 말리고, 음낭이 오므라들면 이를 일러 궐음병증(厥陰病證)이 라고 했다.

여섯 가지 병증 중에 세 가지 음병증(陰病證)은 모두 소음인의 병증이 고, 소양병증(少陽病證)은 곧 소양인의 병증이다. 태양병증이나 양명병 증은 소양인 · 소음인 · 태음인에게 고루 있는 병증인데 그 중에서도 소 음인에게 가장 많은 병증이다. 옛날부터 의약으로 치료하는 방법과 처 방이 세상에 유행되어 내려오면서 축적된 많은 경험들을 장중경이 수집 해서 저술한 것이다.[196]

---

186) 본 구절은 앞 구절과 연계하여 신농 · 황제 이후 원대에 이르기까지 그가 중요하게 평가한 본 초서들을 기술하고 있음

187) 본 구절은 옛 의가들이 논한 병증약리를 사상인의 병증약리로 분석하여 구분한 내용을 말하 고 있는데 본 구절을 근거로 이제마 선생은 수세보원 집필전 이미 사상의학 체계를 구축하고 있었다고 말할 수 있음

188) 문맥상 장중경이 지은 『상한론(傷寒論)』을 말함

189) 뜸 · 가라앉음 · 더딤 · 빠름

190) 본 구절에서는 이제마 선생이 동의수세보원을 쓴 배경과 기존 한의학에 대한 그의 견해를 피 력하고, 장중경의 상한론에 태양병 · 소음병 등 육경병증과 동의수세보원의 태양인 · 소음인 등 사상인을 서로 혼돈하지 말 것과 병증을 변별하는 방법으로 맥을 보는 것은 맥의 부침지 삭에 따라 병증이 안에 있는가, 밖에 있는가를 변별하는 수단일 뿐이므로 그 속에 기묘한 이 치가 있다고 경락의 변화까지 탐구할 필요는 없음을 강조하고 있음

191) 태양병 · 소양병 · 양명병 · 태음병 · 소음병 · 궐음병 등 6가지 양과 음의 병증을 말함

192) 찬 것을 싫어하고 추위를 느끼는 증상

193) 음양의 한쪽이 지나치게 쇠하거나 성하여 나타나는 오한과 발열증상

194) 열이나고 열을 두려워하는 증상

195) 한사(寒邪)에 의해 손상되어 열이 나고 한기를 느끼며 땀이 없고 머리와 목이 뻐근한 증상

196) 본 구절은 앞 구절에 이어 후한 때의 명의인 장중경이 상한론을 육경병증으로 구성하게 된 배경과 육경병증의 증상들을 구체적으로 설명하고 이를 사상인의 병증으로 구분하여 분류하 고 있음

蓋古之醫師 不知心之愛惡所欲喜怒哀樂偏着者 爲病, 而但知脾胃水
穀風寒暑濕觸犯者 爲病. 故其論病論藥全局 都自少陰人脾胃水穀中
出來, 而少陽人胃熱證藥 間或有焉.
至於太陰人 太陽人病情則全昧也.

대개 옛날 의사들은 마음속의 사랑과 미움, 욕심, 희노애락(喜怒哀樂)의
편착(偏着)이 병을 일으키는 것은 알지 못하고 단지 비위(脾胃)의 음식
이 풍한서습(風寒暑濕)에 접촉함으로써 병이 생기는 줄만 알았다. 그래
서 병을 논하고 약을 논한 것이 모두 소음인의 비위(脾胃)와 음식과 관
련된 것들이고, 간혹 소양인의 위열증(胃熱症)에 대한 약이 있을 뿐이
며, 태음인과 태양인에 관련된 병에 대해서는 전혀 알지 못했다.[197]

岐白曰 傷寒一日 巨陽受之 故頭項痛腰脊强.
二日 陽明受之 陽明主肉 其脈 挾鼻絡於目 故 身熱目疼而鼻乾不得
臥也.
三日 少陽受之 少陽 主膽 其脈 循脇絡於耳 故 胸脇痛而耳聾 三陽
經絡 皆受其病而未入於臟 故 可汗而已.
四日 太陰受之 太陰脈 布胃中絡於嗌 故 腹滿而嗌乾.
五日 少陰受之 少陰脈 貫腎絡於肺 繫舌本 故 口燥舌乾而渴.
六日 厥陰受之 厥陰脈 循陰器而絡於肝 故 煩滿而囊縮 三陰三陽 五
臟六腑 皆受病 榮衛不行 五臟不通則死矣.
兩感於寒者 必不免於死. 兩感於寒者 一日 巨陽少陰 俱病則 頭痛口
乾而煩滿. 二日 陽明太陰 俱病 腹滿身熱不飮食 譫語. 三日 少陽厥
陰 俱病 耳聾囊縮而厥 水漿不入口 不知人, 六日死. 其死 皆以六七
日之間, 其愈 皆以十日已上.

기백(岐伯)[198]은 이렇게 말했다. 상한(傷寒)의 1일에는 거양(巨陽)이 이 (傷寒)를 받기 때문에 머리와 목이 아프고 허리뼈가 뻣뻣해 진다.

2일에는 양명(陽明)이 이를 받는데 양명은 살을 주관하므로 그 맥이 코 사이를 지나 눈과 연결이 되어 있기 때문에 몸에 열이 나고 눈알에 통증이 있고 콧속이 건조하여 누워있지 못한다.

3일에는 소양(少陽)이 이를 받는데 소양은 담을 주관하므로 그 맥이 옆 구리를 끼고 돌아 귀에 연결되어 있기 때문에 가슴과 옆구리가 아프고 귀가 안 들린다. 세 양경락(陽經絡)은 모두 그 병을 받기는 했으나 아직 장에는 들어가지 않았기 때문에 땀을 나게 하면 낫는다.

4일이 되면 태음(太陰)이 이를 받는데 태음맥(太陰脈)은 위(胃)중에 분포하여 목구멍으로 연결되어 있기 때문에 배가 그득하고 목 안이 마른다.

5일이 되면 소음(少陰)이 이를 받는데 소음맥(少陰脈)은 신장을 관통하고 폐와 연결되어 혀뿌리에 매어 있기 때문에 입이 건조하고 혀가 마르며 갈증이 난다.

6일이 되면 궐음(厥陰)이 이를 받는데, 궐음맥(厥陰脈)은 음기(陰器)들을 돌아서 간에 연결되어 있기 때문에 가슴이 답답하고 음낭이 오므라든다. 삼음(三陰)과 삼양(三陽), 오장·육부(五臟六腑)가 모두 병을 받아서 영위(營衛)[199]가 순행하지 못하고, 오장이 통하지 못하면 죽는다.

---

197) 본 구절은 전통한의학과 달리 사람의 사랑, 미움, 욕심, 그리고 희노애락의 심리적 편착까지도 병의 주된 원인으로 보는 사상의학자의 시각에서 전통한의학의 병증 진단 및 처방의 한계를 과거 의서에 논한 병증과 처방을 근거로 말하고 있음

198) 「황제내경」은 황제가 묻고 기백이 대답하는 형식으로 되어 있는데, 기백은 황제 때 의술을 담당했던 신하로 추정됨

199) 인체의 생명활동과정에 필수적으로 필요한 활동력의 기초가 되는 물질로 수곡의 정기에서 근원하며 비위의 소화흡수와 운송기능, 또는 심폐의 운동과 변화 및 운송기능과 같은 기화활동을 거쳐 생성되어 인체의 각 부분을 영양하여 제 기능을 수행토록 함

한(寒)에 양감(兩感)[200]이 되면 반드시 죽음을 면치 못한다. 한에 양감이 되면 1일에는 거양과 소음이 함께 병이 들어 머리가 아프고 입이 마르며 가슴이 답답하고, 2일에는 양명(陽明)과 태음이 함께 병이 들어 배가 그득하고 몸에 열이 나고 음식을 먹지 못하고 헛소리를 하며, 3일에는 소양과 궐음이 함께 병이 들어 귀가 안 들리고 음낭이 오므라지고 수족이 차며 물과 미음을 넘기지 못하며 사람을 알아보지 못하고, 6일에는 죽는다. 죽는 데는 모두 6~7일이 걸리고, 낫는 데는 모두 10일 이상이 걸린다.[201]

論曰 靈樞素問 假托黃帝 異怪幻惑 無足稱道. 方術好事者之言 容或 如是 不必深責也. 然 此書 亦是古人之經驗而 五臟六腑經絡針法病 證修養之辨 多有所啓發 則實是醫家 格致之宗主 而苗脈之所自出 也. 不可全數 其虛誕之罪 而廢其啓發之功也. 蓋此書 亦古之聰慧博 物之言 方士淵源修養之述也 其理 有可考 而其說 不可盡信.

『영추』와 『소문』에 대해 나의 견해를 말하면 거짓으로 황제의 이름을 빌어 괴이하고 이상하게 해서 사람들을 현혹시키고 있는 것에 대해서는 도라고 말할 수 없다. 방술자나 호사가들의 말에도 그럴듯하기도 하고 옳은 것도 있으니 반드시 심하게 책망할 필요는 없다. 그리고 이 책 역시 옛 사람들이 경험한 것이고 오장육부 · 경락 · 침법 · 병증 · 수양에 대해서 말한 것은 계발되어진 바가 많이 있고, 사실에 토대를 두고 진리와 진상을 탐구하는 의가들이 깨우침을 얻어 종주(宗主)가 됨에 있어 그

---

200) 상한양감(傷寒兩感)이라고도 하는데 표리관계에 있는 양경(陽經) 음경(陰經)이 동시에 병드는 것을 의미함
201) 본 구절은 기백이 논한 육경병증에 대해 양감 되지 않았을 때와 양감 되었을 때로 구분하여 1일에서 부터 사망할 때까지의 증상을 말하고 있음

싹과 맥이 바로 여기에서 자연적으로 나온바가 있다. 그러므로 모두 다 헛된 데서 연유한 것이라고 허물하거나 그 깨우쳐 준 공로마저 폐기해서는 안 된다. 대체로 이 책도 역시 옛 사람들의 총명한 지혜와 온갖 사물에 대한 말들과 방사연원과 수양에 대하여 기록한 것이니 그 이치는 참고해 볼만도 하나 그 말들은 모두 믿을 수 있는 것은 아니다.[202]

岐白所論 巨陽少陽少陰經病 皆少陽人病也. 陽明太陰經病 皆太陰人病也. 厥陰經病 少陰人病也.

기백(岐伯)이 소위 말한 거양·소양·소음경의 병은 모두 소양인의 병이고, 양명·태음경의 병은 모두 태음인의 병이며, 궐음경의 병이란 소음인의 병이다.[203]

바. 광제설(廣濟說)

광제(廣濟)란 본래 널리 세상 사람을 구제한다는 의미이다. 이제마 선생의 사상의학을 도덕적 인간학이라고 하는 이유는 광제설을 보면 이해가 된다. 광제설에서는 사람의 일생을 64세로, 4의 4배수인 16세를 1기로 하여 유(幼)·소(少)·장(壯)·노(老)년의 4기로 구분한다. 그리고 각 기별 특성을 각각 춘생(春生)·하장(夏長)·추렴(秋斂)·동장(冬藏)으로 말하면서 사람이 인생을 살아가는데 '선하게 살아가는 삶'을 최고의 가치 있는 삶으로 말하고 있다.

그리고 「사단론」에서 희노애락의 성정이 역동하면 병이 된다고 하였는데, 이러한 성정의 역동에 의한 병을 예방하고 치료하기 위해서 유년·소년·장년·노년별로 보호를 받거나 도움을 받아야 하는 주체를 말하고, 또한 '선을 쌓는 집에는 반드시 자손에게 복이 있고 불선을 쌓는 집에는 반드시 자손에게 화가 있다.'라는 주역의 사상과 불교의 윤회사상을 배경으로 이제마 선생이 일관되게 인생에 최고의 가치관으로 주장하고 있는 '선하게 살아가는 삶'의 당위성을 계속 강조하고 있다.

특히 사람 누구나가 원하는 권세와 재물을 너무 좋아할 경우 필연적으로 뒤따르게 되는 인생의 요절이나 집안의 패망 등 나쁜 결과를 제시하여, 선하게 살아가야 하는 당위성을 역설적으로 웅변함은 물론 사람의 집안이 패망의 어려움에 처했을 때도 유일한 대처방법은 역시 그 구성원들이 마땅히 지켜야할 도리, 즉 선을 행하는 것임을 말하고 있다.

또 「성명론」에서 언급한 함억제복에 있는 교긍벌과(驕矜伐夸)의 사심(邪心)과 두견요둔에 있는 천치나욕(擅侈懶慾)의 태심(怠心)에 의해 지배를 받을 때 그에 의해 표출되는 구체적인 행동을 경계 차원에서 권고하고, 사심과 태심의 유발 원인인 우매함과 미련함을 면하는 방법으로 장수의 비결인 '간약(簡約)·근간(勤幹)·경계(警戒)·문견(聞見)'을 제시하였으며, 이를 또한 각각 수명을 단축시키는 원인이 되는 교사(驕奢)·나태(懶怠)·편급(偏急) 및 탐욕(貪慾)을 멀리하는 방법으로도 말하고 있다. 그러면서 간약·근간·경계·문견을 장수의 중요한 변수로 하여 네 가지 경우로 분류하고 도덕적인 삶이 사람의 수명과 깊은 관련이 있음을 시사하면서, 공경하면 장수하고 태만하면 요절하며 근면하면 장수하고 헛되이 탐하면 요절한다는 전제하에 우리의 일상생활의 일부분인 음식·의복·근로 및 재물에 대한 바른 자세를 말해주고 있다.

그리고 구체적으로 산골 사람은 문견이 적어 재화를 탐하게 되고, 도시 사람은 간약하기가 어려워 사치와 색에 빠지게 되며, 농사짓는 사람은 근간하지 않아 술과 음식을 탐하게 되고, 글 읽는 사람은 경계하지 않아 권세를 탐하게 되어 요절하게 됨을 말하고, 역시 장수의 비결인 간약·근간·경계·문견이 각각 그들에게 올바른 양생 방법임을 제시하고 있다.

또한 사치를 부리는 사람과 나태한 사람의 마음가짐, 생활 태도 및 그 상을 묘사하여 사람들에게 경계토록 하고, 주색의 악폐를 말할 때 주색 그 자체가 장을 마르게 하고 정을 고갈시켜 사람을 죽인다고 하는 기존 한의학의 견해에 반해 주색 그 자체의 해(害)보다는 그로 인하여 생긴 마음의 굴곡이 원인으로 작용하여 사람을 죽게 한다고 하여 마음(心)을 주된 병인(病因)으로 보는 이제마 선생 자신의 견해를 강하게 피력하고 있다.

특히 칠거지악 중에 첫째인 투기의 정확한 의미를 말하고 계사(繼嗣)를 투기해서는 절대 안 됨을 강조하면서, 집안이 화목하기 위해서는 구성원들이 호현락선(好賢樂善)해야 함을 말하고 세상에 악은 투현질능(妬賢嫉能)이 대부분인데 이는 병으로 발전이 되고, 세상에 선은 호현락선(好賢樂善)이 대부분인데 이는 천하에 병을 치료하는 약이 되니, 광제설에 결론으로 사람들에게 인생을 호현락선(好賢樂善)의 삶을 살아 병을 예방하고 장수의 복을 누릴 것을 권고하고 있다.

〈東醫壽世保元〉

광제설(廣濟說)

初一歲 至十六歲 曰幼. 十七歲 至三十二歲 曰少. 三十三歲 至四十
八歲 曰壯. 四十九歲 至六十四歲 曰老.

처음 1세에서부터 16세까지를 유년(幼年)이라 하고, 17세에서부터 32세
까지를 소년(少年)이라 하며, 33세에서부터 48세까지를 장년(壯年)이라
하고, 49세에서부터 64세까지를 노년(老年)이라 한다.[204]

凡人 幼年 好聞見 而能愛敬 如春生之芽. 少年 好勇猛 而能騰捷 如
夏長之苗. 壯年 好交結 而能修飭 如秋斂之實. 老年 好計策 而能秘
密 如冬藏之根.

사람들은 유년기에는 듣고 보기를 좋아하고 능히 사랑하고 공경함이 마
치 봄에 돋아나는 싹과 같고, 소년기에는 용맹한 것을 좋아하고 능히 재
빠르게 뛰어 오름이 마치 여름에 자라는 묘목과 같으며, 장년기에는 서
로 사귀어 정을 맺음을 좋아하고 능히 모양을 꾸밈이 마치 가을에 거둬
들이는 열매와 같고, 노년기에는 계책을 좋아하고 능히 비밀을 지킬 줄
앎이 마치 겨울에 저장하는 뿌리와 같다.[205]

---

204) 본 구절에서는 사람의 일생을 주역의 64괘에 맞추어 64세까지 4의 4배수인 16세를 1기로
　　하여 4기로 나누고 있음. 이제마 선생은 우연하게도 그가 일생으로 본 64세에 졸하였는데,
　　만약에 그가 사람의 일생을 128세로 보았다면 128세까지 살 수 있었을까?
205) 앞 구절에 이어 사람의 일생 4기를 유·소·장·노년으로 하여 그 기별 특성을 춘생(春生·
　　하장(夏長)·추렴(秋斂)·동장(冬藏)으로 구분하고 있음

幼年 好文字者 幼年之豪傑也. 少年 敬長老者 少年之豪傑也. 壯年
能汎愛者 壯年之豪傑也. 老年 保可人者 老年之豪傑也. 有好才能
而又有十分 快足於好心術者 眞豪傑也. 有好才能 而終不十分 快足
於好心術者 才能而已.

유년에 문자를 좋아하는 사람은 유년의 호걸이고, 소년에 위 어른을 공
경하는 사람은 소년의 호걸이며, 장년에 능히 사람들을 사랑하는 사람
은 장년의 호걸이고, 노년에 쓸모 있는 사람을 키우는 사람은 노년의 호
걸이다. 좋은 재능이 있으면서도 또한 좋게 마음을 쓰는데 십분 쾌족(快
足)하는 사람은 진정한 호걸이며, 좋은 재능이 있으면서도 끝까지 좋은
마음을 쓰는데 십분 쾌족하지 못하는 사람은 재능만이 있을 뿐이다.[206]

幼年 七八歲前 聞見未及 而喜怒哀樂 膠着 則成病也, 慈母 宜保護
之也. 少年 二十四五歲前 勇猛未及 而喜怒哀樂 膠着 則成病也, 智
父能兄 宜保護之也. 壯年 三十八九歲前 則賢弟良朋 可以助之也.
老年 五十六七歲前 則孝子孝孫 可以扶之也.

유년 7~8세 전 아직 견문이 부족한데 희로애락에 매이게 되면 병이 되
므로 자애로운 어머니가 그를 보호하는 것이 마땅하고, 소년 24~25세
전 아직 용맹스러움이 부족한데 희로애락에 매이게 되면 병이 되므로
지혜로운 아버지나 재능 있는 형이 그를 보호하는 것이 마땅하다. 장년
48~49세 전에는 어진 아우와 좋은 벗들이 그를 도와주어야 하고, 노년
56~57세 전에는 효자와 효손들이 그를 부양해야 한다.[207]

---

206) 본 구절은 사람이 인생을 살아가면서 유·소·장·노년에 추구해야 할 가치관을 호걸이 되
기 위한 덕목으로 제시하고 있음. 특히 아무리 좋은 재능이 있다고 해도 좋게 마음을 쓰지
않는다면 단지 재능만 있을뿐이라고 지적함으로써 이제마 선생은 "선하게 마음을 쓰며 살아
가는 것"이 가장 가치 있는 삶임을 강조하고 있음

善人之家 善人必聚, 惡人之家 惡人必聚. 善人多聚 則善人之臟氣
活動, 惡人多聚 則惡人之心氣 强旺. 酒色財權之家 惡人 多聚 故 其
家孝男孝婦 受病.

착한 사람 집에는 반드시 착한 사람이 모이고, 악한 사람의 집에는 반드시 악한 사람이 모인다. 착한 사람이 많이 모이면 착한 사람의 장기(臟氣)가 활동하고, 악한 사람이 많이 모이면 악한 사람의 심기(心氣)가 강해지고 왕성해 진다. 술과 색, 재물과 권세가 있는 집에는 악한 사람이 많이 모여들기 때문에 그 집의 효자와 효부가 병을 얻게 된다.[208]

好權之家 朋黨 比周 敗其家者 朋黨也. 好貨之家 子孫 驕愚 敗其家
者 子孫也.

권세를 좋아하는 집에는 붕당의 무리가 둘러싸는데 그 집을 망하게 하는 것은 붕당일 것이고, 재화를 좋아하는 집에는 자손이 교만하고 어리석은데 그 집을 패망하게 하는 것은 자손일 것이다.[209]

---

207) 위 「사단론」에서 희노애락의 성정이 역동하면 병이 된다고 했는데, 본구절에서는 성정의 역동에 의한 병을 예방하고 치료하기 위해서 유년·소년·장년·노년별로 보호나 도움을 받아야 하는 시기와 그 보호 주체를 구체적으로 제시하고 있음

208) 본 구절은 "선을 쌓는 집에는 반드시 자손에게 복이 있고 불선을 쌓는 집에는 반드시 자손에게 화가 있다. 신하가 그 임금을 시해하고, 아들이 그 아비를 시해하는 것은 그 원인이 일조일석에 생긴 것이 아니다. 이것은 오랫동안 쌓이고 모인 결과이다. 이것을 일찍 분별하여 처리하지 못했기 때문이다."라는 주역의 사상과 불교의 윤회사상을 배경으로 이제마 선생이 인생에 최고의 가치관으로 보고 있는 '선하게 살아가는 삶'의 당위성을 강조하고 있음

209) 본 구절에서는 앞 구절에 이어 사람 누구나가 원하는 권세와 재물을 너무 좋아할 경우 필연적으로 뒤따르게 되는 그 결과를 제시하여 선하게 살아가야 하는 당위성을 역설적으로 웅변하고 있음

人家 凡事不成 疾病連綿 善惡相持 其家將敗之地, 惟明哲之慈父孝
子 處之有術也.

사람이 사는 집에 모든 일이 잘 이루어지지 않고 질병이 끊이지 않으며
선과 악이 서로 대치하여 그 집이 장차 패망할 지경에 이르면 오직 자애
로운 아버지와 효자의 명철함만이 이에 대처할 방법이 된다.[210]

嬌奢減壽 懶怠減壽 偏急減壽 貪慾減壽.

교만함과 사치함도 수명을 줄이고, 게으름과 태만함도 수명을 줄이며,
소견의 좁음과 성질의 조급함도 수명을 줄이고, 탐냄과 욕심을 품음도
수명을 줄인다.[211]

爲人嬌奢 必耽侈色. 爲人懶怠 必嗜酒食. 爲人偏急 必爭權勢. 爲人
貪慾 必殉貨財.

사람됨이 교만하고 사치스러우면 반드시 사치함과 색을 탐하고, 사람됨
이 게으르고 태만하면 반드시 술과 음식을 즐기며, 사람됨이 소견이 좁
고 성질이 조급하면 반드시 권세를 다투고, 사람됨이 탐내고 욕심을 부
리면 반드시 재화 때문에 죽는다.[212]

---

210) 본 구절에서는 사람의 집안이 패망의 지경에 처했을 때는 집안을 이끌어가는 아버지나 그 아
들의 명철함만이 유일한 대처방법임을 말하여 주요 집안 구성요원 역할의 중요성을 강조하
고 있음
211) 본 구절에서는 위 성명론에서 함억제복에는 교긍벌과(驕矜伐夸)의 사심(邪心)이 있고 두견요
둔에는 천치나욕(擅侈懶慾)의 태심(怠心)이 있다고 했는데, 그러한 사심과 태심이 천수를 감
하는 원인이 됨을 말하고 있음
212) 본 구절에서는 앞 구절과 연계하여 사람이 사심과 태심에 의해 지배를 받을 때 그에 의해 표
출되는 구체적인 행동과 결과들을 경계 차원에서 언급하고 있음

簡約得壽 勤幹得壽 警戒得壽 聞見得壽.

간약(簡約; 간단하고 복잡하지 않음)하면 장수를 누리고, 근간(根幹; 앞장서서 부지런히 힘씀)하면 장수를 누리며, 경계(警戒; 잘못이 없도록 미리 조심함)함이 있으면 장수를 누리고, 문견(聞見; 듣고 보아 쌓은 교양)이 있으면 장수를 누린다.[213)]

爲人簡約 必遠侈色. 爲人勤幹 必潔酒食. 爲人警戒 必避權勢. 爲人
聞見 必淸貨財.

사람됨이 간약하면 반드시 사치함과 색을 멀리하고, 사람됨이 근간하면 반드시 술과 음식에 조촐하며, 사람됨이 경계함이 있으면 반드시 권세를 피하고, 사람됨이 문견이 있으면 반드시 재화에 청렴하다.[214)]

居處荒凉 色之故也. 行身闒茸 酒之故也. 用心煩亂 權之故也. 事務
錯亂 貨之故也.

거처가 황량(荒凉)[215)]함은 색을 탐한 때문이고, 행신(行身)[216)]이 우둔하고 용렬한 것은 술을 즐긴 때문이며, 마음 씀이 번거롭고 산란한 것은 권세를 다투기 때문이고, 사무가 뒤섞이어 어수선한 것은 재화를 탐하기 때문이다.[217)]

---

213) 이제마 선생은 「성명론」에서 "우리가 함억제복과 두견요둔에 우매함과 미련함을 가지고 있는데 이를 면할 수 있는 길도 나에게 있다."고 말하고 있고, 「제중신편」「오복론」에서는 인생에서 가장 즐거운 다섯 가지 중 첫째를 '장수'로 말하고 있는데, 이와 연계하여 본 구절에서는 우매함과 미련함을 면하여 장수하는 방법으로 '간약·근간·경계·문견'이 있어야 함을 제시하고 있음

214) 본 구절에서는 장수의 덕목인 간약·근간·경계·문견이 있게 되면 수명단축의 원인이 되는 교사(驕奢)·나태(懶怠)·편급(偏急)·탐욕(貪慾)을 각각 멀리할 수 있음을 말하고 있음

215) 황폐하여 거칠고 쓸쓸함을 말하나 본문에서는 집안이 화목하지 못함을 의미함

216) 사람이 살아가는데 있어서 가져야 할 몸가짐이나 행동

217) 본 구절에서는 「성명론」에서 인간사인 사무·교우·당여·거처의 바른 모습을 제시한바 있는데, 그와 연계하여 거처·행신·용심·사무의 흐트러진 모습과 그 원인을 설명하여 사상인이 각각 특별히 경계해야 할 바를 강조하고 있음

若敬淑女 色得中道. 若愛良朋 酒得明德. 若尙賢人 權得正術. 若保
窮民 貨得全功.

만약 정숙하고 기품 있는 여자를 공경하면 색에서 중도(中道)를 얻게 될
것이고, 만약 좋은 친구를 사랑하면 술에서 명덕(明德)을 얻게 될 것이
며. 만약 현명한 사람을 귀하게 여기면 권세에서 바른 방법(正術)을 얻
을 것이고, 만약 외롭고 빈궁한 사람들을 도우면 재화에서 온전한 공(全
功)을 이룰 것이다.[218]

酒色財權 自古所戒 謂之四堵墻 而比之牢獄. 非但一身壽夭 一家禍
福之所繫也. 天下治亂 亦在於此. 若使一天下酒色財權 無乖戾之氣
則庶幾近於堯舜周召南之世矣.

술(酒)·여자(色)·재물(財)·권세(權)를 예로부터 경계하여 말하기를
네 개의 담(울타리)이라 하고 이를 감옥에 비유하였는데, 이는 단지 한
몸이 오래 살고 일찍 죽는 것이나 한 집안의 화와 복에만 연계되는 것이
아니라 천하의 어지러움을 다스리는 것도 역시 여기에 달렸다. 만약 천
하에 주·색·재·권(酒·色·財·權)에 문란한 기가 없다면, 거의 요
순과 주소남(周召南)[219]의 세상에 가까울 것이다.[220]

---

218) 본 구절에서는 앞 구절과 연계하여 색·술·권세·재화를 탐하게 되어 발생하는 부정적 결
과들을 극복하는 방법들을 말하고 있음

219) 주공(周公) 단(旦)과 소공(召公) 석(奭)이 덕치(德治)로 다스리던 중국 남방의 제후국

220) 본 구절은 주색재권(酒色財權)이 한 개인이나 집안의 패가망신은 물론 나라를 혼란케 하는
근본 원인임을 경고하고 있음

凡人 簡約而勤幹 警戒而聞見 四材圓全者 自然上壽. 簡約勤幹而警
戒 聞見警戒而勤幹 三材全者 次壽. 嬌奢而勤幹 警戒而貪慾 或簡約
而懶怠 偏急而聞見 二材全者 恭敬則壽, 怠慢則夭.

무릇 사람은 간약함과 근간함과 경계함과 문견이 있어야 하는데 네 가
지가 원만하고 온전한 사람은 자연히 장수할 것이다. 간약함과 근간함
과 경계함이 있거나 또는 문견과 경계함과 근간함이 있는 경우 등 세 가
지가 온전한 사람은 그 다음으로 장수할 것이다. 교사(驕奢)하나 근간함
이 있고, 경계함이 있으나 탐욕스러운 경우 또는 간약함이 있으나 나태
하고, 편급(偏急)하나 문견이 있는 경우 등 두 가지가 온전한 사람은 공
경하면 장수를 할 것이나 태만하면 요절할 것이다.[221]

凡人 恭敬則必壽 怠慢則必夭. 勤幹則必壽 虛貪則必夭. 飢者之腸
急於得食 則腸氣 蕩矣. 貧者之骨 急於得財 則骨力 竭矣. 飢而安飢
則腸氣 有守 貧而安貧 則骨力 有立. 是故 飲食 以能忍飢 而不貪飽
爲恭敬, 衣服 以能耐寒 而不貪溫 爲恭敬, 筋力 以能勤勞 而不貪安
逸 爲恭敬, 財物 以能勤實 而不貪苟得 爲恭敬.

무릇 사람은 공경하면 반드시 장수할 것이고, 태만하면 반드시 요절할
것이다. 조심스럽고 부지런하면 반드시 장수할 것이고, 헛되이 탐하면
반드시 요절할 것이다. 배고픈 사람의 장이 먹을 것을 얻기에 급급하면
장의 기가 탕진될 것이고, 빈한(貧寒)한 사람의 뼈가 재물을 얻기에 급
급하면 뼈의 힘이 쇠약해 질 것이다. 배고플 때 배고픔을 편안하게 여기
면 장의 기를 지킬 수 있을 것이고(튼튼해질 것이고), 빈한할 때 빈한함
을 편안하게 여기면 뼈의 힘이 설 것이다(강해질 것이다). 그러므로 음

---

221) 본 구절에서는 장수의 주요 덕목인 간약, 근간, 경계, 문견을 변수로 하여 네 가지 경우로 분
류하고 경우별 수명의 장단을 말하여 도덕적인 삶이 사람의 수명에 주요 변수임을 시사하고
있음

식에 대해서는 능히 배고픔을 참고 배부름을 탐하지 않는 것이 공경하는 것이고, 의복에 대해서는 능히 추위를 견디고 따뜻함을 탐하지 않는 것이 공경하는 것이다. 근력은 능히 부지런히 일하고 안일을 탐하지 않는 것이 공경하는 것이고, 재물은 능히 조심하여 노력의 성과로 얻으려 하고 구차하게 얻으려고 탐하지 않는 것이 공경하는 것이다.[222]

山谷之人 沒聞見而禍夭. 市井之人 沒簡約而禍夭. 農畝之人 沒勤幹
而禍夭. 讀書之人 沒警戒而禍夭.

산골 사람이 문견이 없으면 요절의 화를 당하고, 도시 사람이 간약이 없으면 요절의 화를 당한다. 농사짓는 사람이 근간이 없으면 요절의 화를 당하고, 글 읽은 사람이 경계가 없으면 요절의 화를 당한다.[223]

---

222) 본 구절에서는 공경하면 장수하고 태만하면 요절하며 근면하면 장수하고 헛되이 탐하면 요절한다는 전제하에 일상생활에서 음식 · 의복 · 근로 · 재물 등에 대한 올바른 자세를 말해주고 있음

223) 본 구절에서는 산골 사람, 도시 사람, 농사짓는 사람, 글 읽는 사람이 각각 문견이 적어 재화를 탐하게 되고, 간약하기가 어려워 사치와 색에 빠지게 되며, 근간하지 않아 술과 음식을 탐하게 되고, 경계하지 않아 권세를 탐하게 되어 요절하게 됨을 강조하고 있음

山谷之人 宜有聞見 有聞見則福壽. 市井之人 宜有簡約 有簡約則福壽. 鄕野之人 宜有勤幹 有勤幹則福壽. 士林之人 宜有警戒 有警戒則福壽.

산골 사람은 마땅히 문견이 있어야 하는데, 문견이 있으면 장수의 복을 누리게 될 것이고, 도시 사람은 마땅히 간약이 있어야 하는데, 간약이 있으면 장수의 복을 누리게 될 것이다. 농촌 사람은 마땅히 근간이 있어야 하는데, 근간이 있으면 장수의 복을 누리게 될 것이고, 사림(士林)[224] 은 마땅히 경계함이 있어야 하는데, 경계함이 있으면 장수의 복을 누리게 될 것이다.[225]

山谷之人 若有聞見 非但福壽也, 此人 則山谷之傑也. 市井之人 若有簡約 非但福壽也, 此人 則市井之傑也. 鄕野之人 若有勤幹 非但福壽也, 此人 則鄕野之傑也. 士林之人, 若有警戒 非但福壽也, 此人 則士林之傑也.

산골 사람이 만약 문견이 있다면 단지 장수의 복을 누리게 될 뿐 아니라 그 사람은 곧 산골의 호걸이 될 것이고, 도시 사람이 만약 간약하다면 장수의 복을 누리게 될 뿐 아니라 그 사람은 곧 도시의 호걸이 될 것이다. 농촌 사람이 만약 근간하다면 단지 장수의 복을 누리게 될 뿐만이 아니라 그 사람은 농촌의 호걸이 될 것이고, 사림이 만약 경계함이 있다면 장수의 복을 누리게 될 뿐만 아니라 그 사람은 곧 사림의 호걸이 될 것이다.[226]

---

224) 원래는 유교의 도를 닦는 학자들을 의미하는데 현대에서는 공무원 · 정치인 · 학자 등을 망라한다고 할 수 있음
225) 본 구절에서는 앞 구절에 이어 산골인 · 도시인 · 농사꾼 · 학자의 장수를 위한 올바른 양생 방법을 제시하고 있음
226) 본 구절은 앞 구절의 내용을 재 강조한 구절이라 할 수 있음

或曰 農夫 元來力作 最是勤幹者也 而何謂沒勤幹, 士人 元來讀書 最是警戒者也 而何謂沒警戒耶. 曰以百畝之不治 爲己憂者 農夫之 任也 農夫而比之士人 則眞是懶怠者也. 士人 頗讀書 故 心恒妄矜, 農夫 目不識字 故 心恒佩銘 士人而擬之農夫 則眞不警戒者也. 若農 夫 勤於識字 士人 習於力作 則才性調密 臟氣堅固.

어떤 사람이 "농부는 원래 힘들여 일을 하기에 가장 근간하다고 할 수 있는데 어찌하여 근간함이 없다고 하며, 선비는 원래 글을 읽기에 가장 경계함이 많다고 할 수 있는데 어찌하여 경계함이 없다고 하는가?"하고 묻기에 나는 대답한다. "백 이랑의 밭을 다스리지 못하는 것을 자기의 근심으로 여기는 것이 농부의 임무이다. 농부를 선비와 비교하면 농부는 참으로 나태한 것이다. 선비는 독서만 하는 까닭에 마음은 항상 망령되이 자긍하고, 농부는 글을 읽지 못하기 때문에 마음에 늘 명심하는 바가 있다. 선비를 농부와 견주어 보면 선비는 참으로 경계를 안 하는 자이다. 만약에 농부가 글을 아는 데에 부지런하고 선비가 힘들여 일하는 것을 익힌다면, 그 재능이 조밀해지고 장기가 견고해질 것이다."[227]

---

227) 본 구절에서는 자신이 늘 하는 일은 남보다 잘한다고 할 수 있지만 제 삼자의 입장에서 보면 오히려 그러한 마음 때문에 소홀해져서 그렇지 못할 수가 있기 때문에 더욱 노력할 필요가 있음을 말하면서, 농부가 글을 아는데 힘쓰고 학자가 일을 하는데 힘쓰면 재주와 본성이 치밀해짐을 언급하여 천직 외에 필요한 다른 일들도 병행하여 수행할 때 천직의 수행능력을 더욱 향상시킬 수 있음을 시사하고 있음

嬌奢者之心 貓視閭閻生活 輕易天下室家 眼界驕豪 全昧産業之艱難
甚劣財力之方略 每爲女色所陷 終身不悔.

사치를 부리는 사람의 마음은 여염생활(閭閻生活; 일반 가정의 일상생활)을 업신여기고, 천하의 가정을 가벼이 여기며, 세상사를 보는 눈이 교만하고 호화스러우며, 산업의 어려움을 전혀 알지 못하고, 재력을 모으는 방략도 심히 졸렬하며 그러므로 늘 여색에 빠져 일생 뉘우칠 줄을 모른다.[228]

懶怠者之心 極其麤猛 不欲積工之寸累, 每有虛大之甕算. 蓋其心 甚
憚勤幹 故 欲逃其身於酒國 以姑避勤幹之計也. 凡懶怠者 無不縱酒
但見縱酒者 則必知其爲懶怠人心 麤猛也.

나태한 사람의 마음은 극히 거칠고 사나우며, 작은 것을 모아 큰 것을 만들려하지 않는다. 그러므로 늘 옹기장사의 셈[229]만 센다. 대체로 그의 마음은 근간함을 몹시 꺼리기 때문에 자기 몸을 술의 세계로 도피하여 잠시 근간함을 회피할 계책만 세우려 한다.[230] 무릇 나태한 사람은 술을 탐닉하지 않는 자가 없다. 그러므로 술을 탐닉하는 사람을 보면 그는 반드시 나태한 사람으로 그 마음이 거칠고 사납다는 것을 알 수 있다.

---

228) 본 구절에서는 사치를 부리는 사람의 마음가짐과 생활 태도 및 그 상을 묘사하고 있음
229) 실속 없는 허무맹랑한 꿈이나 헛수고를 위해 애를 쓰는 것을 말함
230) 다음 구절 포함하여 본 구절에서는 나태한 사람의 마음가짐과 생활 태도 및 그 상을 묘사하고 있음

酒色之殺人者 人皆曰 酒毒枯腸, 色勞竭精云. 此 知其一 未知其二
也. 縱酒者 厭勤其身 憂患如山, 惑色者 深哀其女 憂患如刀, 萬端心
曲 與酒毒色勞 竝力攻之 而殺大也.

주색(酒色)이 사람을 죽인다는 것에 대해 사람들은 대개 "주독(酒毒)은
장을 마르게 하고, 색로(色勞)가 정(精)을 고갈시키기 때문이다."라고 말
한다. 이는 하나만 알고 둘은 알지 못하는 말이다. 술을 탐닉하는 사람
은 그 몸이 부지런함을 싫어하여 우환이 태산 같고, 색(色)에 매혹된 사
람은 여자를 깊이 밝힘으로 우환이 칼과 같아, 만 갈래로 갈린 마음의
굴곡이 주독(酒毒)과 색로(色勞)와 더불어 힘을 합쳐 공격하기 때문에
사람이 죽게 되는 것이다.[231]

狂童 必愛淫女 淫女 亦愛狂童. 愚夫 必愛妬婦 妬婦 亦愛愚夫. 以物
理觀之 則淫女 斷合狂童之配也, 愚夫 亦宜妬婦之匹也. 蓋淫女妬婦
可以爲惡人賤人之配匹也, 不可以爲君子貴人之配匹也.

호색한(狂童)은 반드시 음탕한 여자(淫女)를 좋아하고, 음탕한 여자 역
시 호색한을 좋아한다. 어리석은 지아비는 반드시 질투하는 아내를 사
랑하고, 질투하는 아내 역시 어리석은 지아비를 사랑한다. 이는 만물의
이치로 생각해 보더라도 음탕한 여자는 호색한의 배필로 딱 맞고, 어리
석은 지아비(愚夫) 역시 질투하는 아내(妬婦)의 배필로서 알맞다. 대개
음탕한 여자와 질투하는 아녀자는 악인이나 천인의 배필은 될지언정
군자(君子)나 귀인(貴人; 사회적으로 지위가 있는 사람)의 배필은 될 수
없다.

---

231) 본 구절에서는 기존 한의학이 주색은 장을 마르게 하고 정을 고갈시켜 사람을 죽인다고 하는
데 반해, 주색 그 자체의 해보다는 그로 인하여 생긴 마음 굴곡이 원인이 되어 사람이 죽게
된다고 함으로써 병인을 그 마음에 두는 이제마 선생의 사상의학적 개념을 구체적으로 설명
하고 있음

七去之惡中 淫去妬去 爲首惡 而世俗 不知妬字之義, 但以憎疾衆妾
爲言. 貴人之繼嗣 最重 則婦人 必不可憎疾貴人之有妾, 而亂家之本
未嘗不在於衆妾 則婦人之憎疾衆妾之邪媚者 猶爲婦人之賢德也. 何
所當於妬字之義乎.

칠거지악 가운데 음란한 것(淫)과 투기하는 것(妬)을 첫째 악으로 치는
데 세상 사람들은 '투(妬)' 자의 뜻은 잘 알지 못하고 단지 여러 첩들을
미워하여 질투하는 것만을 말한다. 귀인은 집안의 후사를 잇는 것이 가
장 중요함으로 부인은 반드시 귀인이 첩을 얻는 것을 미워하여 질투해
서는 안 되고, 집안을 어지럽게 하는 근본이 결코 여러 첩을 둔 데에 있
지 않으니, 부인이 여러 첩들 중 사미(邪媚; 야릇하고 간사한 미태)한 자
를 미워함은 오히려 부인의 현덕이 될 것이다. 이것이 어찌 '투(妬)'라
는 글자의 뜻에 해당된다고 하겠는가?

詩云 桃之夭夭 其葉蓁蓁. 之子于歸 宜其家人. 宜其家人者好賢樂
善 而宜於家人之謂也, 不宜其佳人者 妬賢嫉能 而不宜於家人之謂
也. 凡人家 疾病連綿 死亡相隨 子孫愚蚩 資産零落者 莫非愚夫妬婦
妬賢嫉能之所做出也.

『시경(詩經)』「周南」篇에 이르기를 "싱싱한 복숭아나무 그 잎도 무성하
네! 이 아이 시집가면 그 집 사람들이 화목하리!"라 하였다. 그 집 사람
들이 화목하다는 것은 어진 사람을 좋아하고 착한 일을 즐거이 행하여
온 집안사람들이 화목하다는 것을 말하는 것이고, 그 집 사람들이 화목
하지 않다는 것은 어진 사람을 투기하고 재능 있는 사람을 미워하여 그
집 사람들이 화목하지 않다는 것을 말하는 것이다. 무릇 사람의 집에 질
병이 끊이지 않고 사망이 뒤 따르며 자손은 어리석고 자산이 몰락하는
것은 어리석은 지아비와 질투하는 지어미가 어진 사람을 투기하고 재능
있는 사람을 미워하는데 기인되지 않는 것이 없다.[232]

天下之惡 莫多於妬賢嫉能, 天下之善 莫大於好賢樂善. 不妬賢嫉能 而爲惡 則惡必不多也, 不好賢樂善 而爲善 則善必不大也. 歷稽往牒 天下之受病 都出於妬賢嫉能, 天下之救病 都出於好賢樂善. 故曰 妬賢嫉能 天下之多病也, 好賢樂善 天下之大樂也.

천하에 악은 어진 사람을 투기하고 재능 있는 사람을 미워하는 것이 대부분이고, 천하에 선은 어진 사람을 좋아하고 선행을 즐거워하는 것이 대부분이다. 어진 사람을 투기하거나 재능이 있는 사람을 미워하지 않으면서 악하다 한다면 그 악은 반드시 그렇게 크지 않을 것이며, 어진 사람을 좋아하지 않거나 선행을 즐거워하지 않으면서 선하다 한다면 그 선은 반드시 그렇게 크지 못할 것이다. 옛글들을 두루두루 상고해 보면 천하의 병을 얻음은 모두 어진 사람을 투기하고 재능 있는 사람을 미워하는 데서 생기는 것이며, 천하의 병을 치료하는 것도 어진 사람을 좋아하고 선행을 즐거워하는 데서 구할 수 있다. 그러므로 나는 말한다. "어진 사람을 투기하고 재능 있는 사람을 미워하는 것이 천하에 가장 많은 병이며, 어진 사람을 좋아하고 선행을 즐거워하는 것이 천하에 가장 큰 약이다."[233]

---

232) 본 구절에서는 호색한의 배필로는 음탕한 여자가 알맞고 어리석은 지아비는 질투하는 지어미가 알맞다는 것과 칠거지악 중에 첫째인 투기의 정확한 의미를 말하고 계사(繼嗣)를 투기해서는 안됨을 강조하면서 집안이 화목하기 위해서는 구성원들이 호현락선(好賢樂善)해야 함을 강조하고 있음

233) 본 구절에서는 세상에 악은 투현질능(妬賢嫉能)이 대부분인데 이는 병으로 발전이 되고, 세상에 선은 호현락선이 대부분인데 이는 천하에 병을 치료하는 약이 되니 광제설에 결론으로 사람들에게 인생을 호현락선의 삶을 살아 병을 예방하고 장수의 복을 누릴 것을 권고하고 있음

나. 사상인 변증론(四象人 辨證論)

사상의학에서 변증이라는 개념은 병증을 변별하는 것이 아니라 사람의 타고난 특성을 관찰하고 식별하여 그 사람의 체질을 감별하는 것을 말한다. 그런데 사상의학에서 변증은 기존 한의학에서 병증이 무엇인지를 진단하는 것 이상으로 중요하다. 사상의학에서는 체질이 밝혀져야 만이 나타난 증상이 무병완실증인지, 중병인지, 또는 험증인지를 알 수 있게 되고, 그에 따라 그 체질에 적합한 치료법을 선택하여 치료를 할 수 있게 되기 때문이다. 이렇게 그 체질이 사상인 중 어디에 속하는가를 감별하는 것을 변증 또는 변상이라 하고 이를 위하여 그 특징을 관찰하는 것을 취상(取象)이라 하는데, 취상 시에는 단순히 외형만이 아니라 세상사 및 인간관계에 대한 대처 방법 등에 대한 관찰을 통해서 내면에 감추어진 성정이나 심욕까지 밝혀내는 것이 중요하고, 또한 체질에 따라 특성 있게 나타나는 병증을 살펴보는 것도 중요하다.

그런데 취상을 하여 변증함에 있어 그 정확도는 사상인 각각의 체형 · 성정 · 심욕 · 병증 등 특성을 얼마나 분명하게 이해하고 있느냐에 따라 좌우된다고 할 수 있다. 이러한 변증의 기준이 되는 사상인의 각 특성들은 대부분 사상의학 원론편과 의원론, 광제설에서 종합하여 유추할 수도 있는데, 변증론에는 용모사기 · 체형기상 · 성질재간 · 성정 · 소질과 특이한 병증, 평상시의 섭생 특성 등으로 구분하여 제시하고 있다. 이제 마 선생은 자신이 관찰한 결과를 근거로 약 일만 명 중 태양인은 0.3~1%, 태음인은 50%, 소양인은 30%, 소음인은 20% 정도 비율임을 언급하고 있다. 사상인의 체형기상, 성질재간, 항심, 중증과 험증, 특이한 병증에 대해서도 말하면서 서로 유사한 점이 많은 태음인과 소음인의 경우는 그 변증에 혼동하지 않도록 각 병증 · 외모 · 습관 · 인성 · 체형 등을 비교하여 제시하고 있고, 소음인과 태양인의 특이증상과 그 치료법, 태소음양인의 각 건강한 증상과 특이증에 대해서도 말하고 있다. 그리고 중증이나 험증에는 약 한 첩을 잘 못써도 사람을 죽일 수 있기 때문에 반드시 체질 변증을 확실하게 한 연후에 약을 쓸 것을 강조하면서 사상인의 각 심신 양생법에 대해서도 말하고 있다.

그리고 성인은 후천적으로 하찮은 일반 대중의 재능도 널리 배우고 자세히 물어 자기 것으로 했기 때문에 위대하게 되었음을 언급하면서, 성인의 배움과 물음에 못 미치는 범인은 그 못 미치는 정도에 따라 학식과 견문, 재주와 도량이 자연의 조화만큼이나 다양하기 때문에 사상인의 변증에 어려움이 있음을 결론적으로 암시하고 있다.

〈東醫壽世保元〉

사상인변증론(四象人辨證論)

太少陰陽人 以今時目見, 一縣萬人數 大略論之 則太陰人 五千人也, 少陽人 三千人也, 少陰人 二千人也, 太陽人數 絶少 一縣中 或三四人 十餘人而已.

태소음양인을 오늘까지 육안으로 관찰한 결과, 한 고을에 만 명을 두고 논한다면 대략 태음인이 5천 명, 소양인이 3천 명, 소음인이 2천 명이고, 태양인의 숫자는 극히 적어서 한 고을에 혹 3~4명에서 10여 명에 지나지 않는다.[234]

---

234) 본 구절에서는 통계학적인 태소음양인의 분포를 말하고 있음

太陽人 體形氣像 腦䐁頁之起勢 盛壯 而腰圍之立勢 孤弱.

少陽人 體形氣像 䯌之包勢 盛壯 而膀胱之坐勢 孤弱.

太陰人 體形氣像 腰圍之立勢 盛壯 而腦䐁頁之氣勢 孤弱.

少陰人 體形氣像 膀胱之坐勢 盛壯 而胸䯌之包勢 孤弱.

태양인의 체형기상(體形氣像)[235]은 뇌추(腦䐁頁 ; 이마 형상)의 기세(起勢; 일어나는 형세)는 웅장하나 허리둘레의 입세(立勢; 서있는 자세)는 외롭고 빈약하다.

소양인의 체형기상은 흉금(胸䯌; 가슴)의 포세(包勢; 끌어안는 형세)는 웅장하나 방광의 좌세(坐勢; 앉자 있는 자세)는 외롭고 빈약하다.

태음인의 체형기상은 허리둘레의 입세는 웅장하나 뇌추의 기세는 외롭고 빈약하다.

소음인의 체형기상은 방광의 좌세는 웅장하나 흉금의 포세는 외롭고 빈약하다.[236]

太陽人 性質 長於疏通 而材幹 能於交遇.

少陽人 性質 長於剛武 而材幹 能於事務.

太陰人 性質 長於成就 而材幹 能於居處.

少陰人 性質 長於端重 而材幹 能於黨與.

태양인의 성질(性質)[237]은 막히지 않아 활달한(疏通) 것이 장점이고 재간(才幹)[238]은 교우에 능한 것이다.

소양인의 성질은 강직하고 용감한(剛武) 것이 장점이고 재간은 사무에 능한 것이다.

태음인의 성질은 일을 끝까지 성취(成就)시키는 것이 장점이고 재간은 거처에 능한 것이다.

소음인의 성질은 단정한(端重) 것이 장점이고 재간은 당여에 능한 것이다.[239]

太陽人 體形 元不難辨 而人數稀罕故 最爲難辨也. 其體形 腦顀頁
之起勢 强旺 性質疏通 又有果斷. 其病 噎膈 反胃 解㑊證 亦自易
辨, 而病未至重險之前 別無大證 完若無病壯健人也.
少陰人 老人 亦有噎膈 不可誤作太陽人治. 太陽女 體形壯實 而肝
小脇窄 子宮不足 故不能生産. 以六畜玩理 而太陽牝牛馬 體形壯實
而亦不生産者 其理可推.

태양인의 체형은 원래 구별이 그렇게 어렵지 않으나, 태양인의 수가 매우 드문 까닭에 가장 변증하기가 어렵다. 태양인의 체형은 뇌추의 기세는 강하고 왕성(强旺)하며, 성질은 막히지 않아 활달하며 또한 과단성이 있다. 태양인의 병으로는 열격증[240] · 반위증[241] · 해역증[242] 등이 있는데 역시 변증하기가 쉽고, 병이 중하여 위험한 지경에 이르기 전에는 별로 큰 증세가 나타나지 않아 전연 병이 없는 건강한 사람 같다. 소음인 노인 역시 열격증이 있는바 태양인으로 오진하여 치료해서는 안 된다. 태양인 여자의 체형은 건장하고 실하나 간이 작고 옆구리가 좁으며 자궁이 빈약하여 생산에 능하지 않다. 육축(六畜; 말, 소, 양, 닭, 개, 돼지) 중에 태양인 형상의 암소나 암말의 체형은 건장하고 실하나 역시 생산하지 못하는 것도 이와 같은 이치임을 미루어 알 수 있다.[243]

---

235) 신체의 형상과 풍기는 기품
236) 본 구절에서는 각 사상인의 체형기상 특성을 말하고 있음
237) 사상인이 성(性)으로 품부하여 본래부터 가지고 있는 특성
238) 사상인이 인사를 행하는데 있어서 그것을 가능하게 하는 재주
239) 본 구절에서는 각 사상인의 성질재간 특성을 말하고 있음
240) 음식이 목구멍으로 잘 넘어가지 않거나 넘어갔다 해도 위에까지 들어가지 못하고 이내 토하는 병증
241) 아침에 먹은 것을 저녁에, 저녁에 먹은 것을 아침에 토하는 병증
242) 하체가 풀리고 다리에 힘이 없어 걷지 못하는 병증
243) 본 구절에서는 태양인의 체형과 성질재간, 특이한 병증에 대해 말하고 있음

少陽人 體形 上盛下虛 胸實足輕 剽銳好勇, 而人數 亦多 四象人中
最爲易辨. 少陽人 或有短小靜雅 外形 恰似少陰人者 觀其病勢寒熱
仔細執證 不可誤作少陰人治.

소양인의 체형은 상체는 웅장하나 하체는 빈약하고, 가슴은 실하나 발
은 가볍다. 빠르고 날카롭고 용감하다. 그 숫자도 역시 많아 사상인 중
에 가장 변별하기가 쉽다. 소양인도 간혹은 작고 정아(靜雅; 조용하고
아담함)하여 외형이 소음인과 흡사할 수 있으므로 그 병세의 한열(寒熱)
을 자세히 관찰하여 증세를 진단함으로써 소음인으로 오진하여 치료해
서는 안 된다.[244]

太陰少陰人 體形 或略相仿佛 難辨疑似 而觀其病證 則必無不辨.

太陰人 虛汗 則完實也, 少陰人 虛汗 則大病也.

太陰人 陽剛堅密 則大病也, 少陰人 陽剛堅密 則完實也.

太陰人 有胸膈怔忡證也, 少陰人 有手足悗亂證也.

太陰人 有目眥上引證 又有目睛內疼證也, 少陰人 則無此證也.

少陰人 平時呼吸 平均 而間有一太息呼吸也, 太陰人 則無此太息呼
吸也.

太陰人 瘧疾惡寒中 能飮冷水, 少陰人 瘧疾惡寒中 不飮冷水.

太陰人脈 長而緊, 少陰人脈 緩而弱.

太陰人 肌肉 堅實, 少陰人 肌肉 浮軟.

太陰人 容貌詞氣 起居有儀 而修整正大, 少陰人 容貌詞氣 體任自然
而簡易小巧.

少陰人 體形 矮短 而亦多有長大者 或有八九尺長大者, 太陰人 體形
長大 而亦或有六尺矮短者.

태음인과 소음인은 체형이 간혹은 대략 서로가 비슷하여 변증하기 어려우나 그 병증을 살펴보면 반드시 변증에 어려울 것이 없다.

태음인이 땀을 많이 흘리면 완실(完實; 온전하여 충실함)한 것이고, 소음인이 땀을 많이 흘리면 큰 병이다.

태음인이 피부가 탄탄하고 치밀하면 큰 병이고, 소음인의 피부가 탄탄하고 치밀하면 완실한 것이다.

태음인에게는 흉격증(胸膈證; 폐기종과 기흉)과 정충증(怔忡症; 신경성 심계항진)이 있고, 소음인에게는 수족문란증(手足悗亂證; 손발이 떨리고 힘이 없는 병증)이 있다.

태음인에게는 목자상인증(目眥上引症; 눈꺼풀이 위로 당기는 증상)과 목정내통증(目睛內疼證; 안구 통증)이 있으나, 소음인은 이러한 증상이 없다.

소음인은 평시에 호흡이 고르나 간혹 한차례씩 한숨을 쉬는데 태음인은 이러한 한숨이 없다.

태음인은 학질 오한 중에도 냉수를 능히 마시곤 하나, 소음인은 학질 오한 중에 냉수를 마시지 않는다.

태음인의 맥은 길면서(長) 팽팽하고(緊), 소음인의 맥은 느리면서(緩) 약하다(弱).

태음인의 근육(肌肉)은 견실(堅實; 튼튼하고 견실함)하나, 소음인의 근육은 부연(浮軟; 가볍고 부드러움)하다.

태음인의 용모, 사기(詞氣; 말하는 기상) 및 일상생활 태도는 예의가 바르고 잘 다듬어져 정돈되어 있는 기상이며 체격은 바르며 크고, 소음인의 용모, 사기 및 동작은 자연스러우면서 까다롭지 않고 단순하여 부담

---

244) 본 구절에서는 소양인의 체형기상 특성을 말하고 있음

이 없고 귀엽다.

소음인의 체형은 몸집과 키가 작으나(倭短) 역시 키가 큰 사람도 많은데 간혹 8~9척이나 되는 장대한도 있다. 반면에 태음인의 체형은 몸집과 키가 장대(長大)하나 역시 간혹은 6척 밖에 안 되는 몸집과 키가 작은 사람도 있다.[245]

太陰人 恒有怯心. 怯心寧靜 則居之安 資之深 而造於道也. 怯心益多 則放心桎梏 而物化之也. 若怯心 至於怕心 則大病 作而怔忡也. 怔忡者 太陰人病之重證也.

少陽人 恒有懼心. 懼心 寧靜 則居之安 資之深 而造於道也. 懼心益多 則放心桎梏 而物化之也. 若懼心 至於恐心 則大病 作而健忘也. 健忘者 少陽人病之險證也.

少陰人 恒有不安定之心. 不安定之心 寧靜 則脾氣 卽活也. 太陽人 恒有急迫之心. 急迫之心 寧靜 則肝血卽和也.

태음인에게는 늘 겁심(怯心; 겁내는 마음)이 있는데, 겁심이 안정되면 거처가 편안해지고 하는 일에 몰두하여 절도 있는 생활을 할 수 있지만, 겁심이 더욱 많게 되면 마음을 잡지 못하고 질곡에 빠진 채 일생을 마치게 된다. 만약 겁심이 파심(怕心)에 이르면 큰 병이 되는데 이것이 정충증(怔忡症)[246]이다. 정충증은 태음인의 병증에서 중증이다.

소양인은 늘 구심(懼心; 두려워하는 마음)이 있다. 그 구심이 안정되면 거처가 편안하고 하는 일에 몰두하여 절도 있는 생활을 할 수 있지만, 구심이 더욱 많게 되면 마음을 잡지 못하고 질곡에 빠진 채 일생을 마치

---

245) 본 구절에서는 서로 유사한 점이 많은 태음인과 소음인을 변증 시 혼동하지 않도록 각 병증, 외모, 습관, 인성, 체형 등을 구체적으로 비교하여 설명하고 있음.
246) 공연히 가슴을 울렁거리며 불안해하는 증세

게 된다. 만약 구심이 공심(恐心)에 이르면 큰 병이 되는 데 이것이 건망증이다. 건망증은 소양인의 병중에서 험증(險證)이다.

소음인은 늘 불안정한 마음이 있는데 그 불안정한 마음이 안정되면 비장의 기가 바로 활발하게 된다.

태양인은 늘 급박한 마음이 있는데 그 급박한 마음이 안정되면 간혈(肝血)이 바로 조화롭게 된다.[247]

少陰人 有咽喉證 其病太重 而爲緩病也. 不可等閒任置. 當用蔘桂八物湯 或用獐肝 金蛇酒.

소음인은 인후증이 있다면 그 병은 매우 중한 병으로 그대로 두면 만성질환이 된다. 그러므로 예사롭지 않게 방치해서는 안 된다. 마땅히 삼계팔물탕(蔘桂八物湯)을 쓰거나 혹은 노루의 간과 금사주(金蛇酒)를 쓰기도 한다.

太陽人 有八九日 大便不通證 其病 非殆證也. 不必疑惑 而亦不可無藥 當用獼猴藤五加皮湯.

태양인에게는 8~9일 동안 대변 불통증이 있는데 그 병은 위태로운 증세는 아니니 반드시 의혹을 가질 바는 아니나 역시 약을 쓰지 않으면 안된다. 마땅히 미후등오가피탕(獼猴藤五加皮湯)을 써야 한다.[248]

---

247) 본 구절에서는 사상인의 항심, 중증 및 험증에 대해 말하고 있음
248) 본 구절에서는 소음인과 태양인의 특이병증과 그 치료법에 대해 설명하고 있음

太陽人 小便旺多 則完實而無病. 太陰人 汗液通暢 則完實而無病. 少陽人 大便善通 則完實而無病. 少陰人 飮食善化 則完實而無病.

太陽人 噎膈 則胃脘之上焦 散豁如風. 太陰人 痢病 則小腸之中焦 窒塞如霧. 少陽人 大便不通 則胸膈 必如烈火.

少陰人 泄瀉不止 則臍下 必如氷冷. 明知其人 而又明知其證 則應用之藥 必無可疑.

태양인은 소변이 왕성하고 많으면 건강하여 병이 없고, 태음인은 땀을 잘 흘리면 건강하여 병이 없으며, 소양인은 대변이 잘 통하면 건강하여 병이 없고, 소음인은 음식의 소화가 잘 되면 건강하여 병이 없다.

태양인은 열격증에 걸리면 위안부의 상초로부터 바람이 빠져나가는 것처럼 막힘없이 토해내고 태음인이 이질에 걸리면 소장이 있는 중초가 안개가 낀 것같이 꽉 막힌다(窒塞).

소양인이 대변이 불통하면 흉격이 반드시 열화와 같을 것이고, 소음인이 설사가 그치지 않으면 배꼽 밑이 반드시 얼음과 같이 찰것이다. 확실하게 그 사람을 알고 또 확실하게 그 증을 알면 약을 씀에 있어 추호도 의심할 바가 없을 것이다.[249]

---

249) 분 구절에서는 각 사상인의 건강을 나타내는 지표와 특이 병증의 증상에 대해 설명하고 있음

人物形容 仔細商量 再三推移 如有迷惑 則參互病證 明見無疑然後 可以用藥 最不可輕忽, 而一貼藥 誤投重病險證 一貼藥 必殺人.

사람의 체형과 용모를 자세히 헤아려 생각해보고 재삼 더 생각해보고 미혹되는 바가 있으면 병증을 서로 참조하여 확실하게 의심이 없다고 보일 때에 약을 쓰는 것이 가장 좋고 경솔하게 약을 써서는 안 된다. 한 첩의 약이라도 중증과 험증에 잘못 투여하면 그 한 첩의 약이 반드시 사람을 죽게 한다.[250]

華陀曰 養生之術 每欲小勞 但莫大疲.

화타(華陀)가 말하기를 양생술은 매일 적당하게 일하되 과로하지 않는 것이라고 하였다.[251]

有一老人曰 人可日再食 而不四五食也. 又不可旣食後添食. 如此 則必無不壽.

한 노인이 있어 말하기를 사람은 하루에 두 번만 먹고, 4~5회씩 먹지 말아야 한다. 또 이미 먹고 난 후에는 첨식(添食; 추가하여 더 먹음)하지 말아야 한다. 그렇게 하면 반드시 장수를 누리지 않을 수 없다고 하였다.

---

250) 본 구절에서는 반드시 먼저 체질 변증을 확실하게 한 연후에 신중하게 약을 쓸 것을 강조하고 있음

251) 본 구절을 포함하여 계속되는 세 구절은 일반적인 양생법과 각 사상인의 심신 양생법에 대해 말하고 있음

余 足之曰 太陰人 察於外 而恒寧靜怯心. 少陽人 察於內 而恒寧靜 懼心. 太陽人 退一步 而恒寧靜急迫之心. 少陰人 進一步 而恒寧靜 不安定之心. 如此 則必無不壽.

내가 이것에 보충하여 말한다. "태음인은 밖을 살펴서 늘 겁심(怯心)을 안정시키고, 소양인은 안을 살펴서 늘 구심(懼心)을 안정시키고, 태양인은 한 걸음 물러서서 늘 급박한 마음을 안정시키고, 소음인은 한 걸음 전진하여 늘 불안정한 마음을 안정시켜야 한다. 이렇게 하면 반드시 장수를 누리지 않을 수 없다."

又曰 太陽人 恒戒怒心哀心. 少陽人 恒戒哀心怒心. 太陰人 恒戒樂 心喜心. 少陰人 恒戒喜心樂心. 如此 則必無不壽.

나는 또 말한다. "태양인은 늘 노심(怒心)과 애심(哀心)을 경계하여야 하고, 소양인은 늘 애심(哀心)과 노심(怒心)을 경계하여야 하며, 태음인은 늘 낙심(樂心)과 희심(喜心)을 경계하여야 하고, 소음인은 늘 희심(喜心)과 낙심(樂心)을 경계하여야 한다."

大舜 自耕稼陶漁 無非取諸人以爲善. 夫子 曰 三人行 必有我師. 以 此觀之 則天下衆人之才能 聖人 必博學審問 而兼之故 大而化也. 太 少陰陽人 識見才局 各有所長. 文筆射御歌舞揖讓 以至於博奕小技 細鎖動作 凡百做造 面面不同 皆異其妙 .儘乎衆人才能之浩多於造 化中也.

위대한 순임금도 스스로 밭을 갈고 씨를 뿌리며 그릇을 굽고 고기 잡는 것을 여러 사람에게서 배우지 않고 잘하게 된 것은 없었고, 공자께서도 세 사람이 가게 되면 반드시 그 중에는 내 스승이 있다고 말한 바 있다. 이를 보면 세상에 일반 대중의 재능을 성인은 반드시 널리 배우고 자세히 물어 이를 자기 것으로 했기 때문에 위대하게 된 것임을 알 수 있다.

태소음양인의 식견(識見)과 재국(才局)은 각기 장점이 있다. 문장과 필법, 활 쏘고 말 타는 것, 노래하고 춤추는 것, 겸양과 예절에서부터 장기와 바둑, 그리고 작은 기술과 세세한 동작에 이르기까지 여러면에서 모양이 같지 않고 모두 그 묘함이 다르다. 실로 일반 대중의 재능은 자연의 조화만큼이나 다양하다.[252]

靈樞書中 有太少陰陽五行人論 而略得外形 未得臟理. 蓋太少陰陽人 早有古昔之見 而未盡精究也.

영추(靈椎) 중에 태소음양 오행인론이 있는데 대략 외형만 말했을 뿐 장리에 대해서는 미치지 못하였다. 대개 태소음양인을 아주 옛적부터 보아 알았으나 정밀한 연구에는 이르지 못하였다.[253]

此書 自癸巳 七月十三日 始作. 晝思夜度 無頃刻休息 至于翌年 甲午 四月十三日. 少陰少陽人論 則略得詳備, 太陰太陽人論 則僅成簡約. 蓋經驗 未遍而精力 已憊故也. 記曰 開而不達 則思. 若太陰太陽人 思而得之 則亦何損乎簡約哉.

이 책은 계사년(1893년) 7월 13일에 쓰기 시작하였다. 일각의 휴식할 틈도 없이 밤낮으로 몰두하여 다음해인 갑오년 4월 13일에 이르러서야 완성하였는데, 소음소양인론은 비교적 상세하나 태음태양인론은 겨우 간략하게 마쳤다. 이는 경험이 짧고 정력이 소진한 때문이다. 예기에 '보고서 이해하지 못하면 생각하라' 하였으니, 태음태양인을 생각하여 해득하기만 한다면 간략한 것이 무슨 문제가 되겠는가.

---

252) 성인들은 후천적으로 일반 대중의 재능을 배우고 물어 자기 것으로 했기 때문에 위대하게 되었음을 말하면서 성인의 배움과 물음에 못 미치는 범인은 정도에 따라 식견과 재국(재주와 도량)이 자연의 조화만큼이나 다양하기 때문에 사상인의 변증이 어렵다는 것을 암시하고 있음
253) 추신 형식으로 영추경에 언급되어 있는 태소음양인에 관한 내용에 대해 설명하고 있음

萬室之邑 一人 陶則器不足也. 百家之村 一人 醫則活人 不足也. 必
廣明醫學 家家知醫 人人知病然後 可以壽世保元.

만 가구가 사는 고장에서 한 사람만 그릇을 만든다면 그릇이 모자랄 것
이요, 백 가구가 사는 마을에 의원이 한사람뿐이라면 의료가 부족할 것
이다. 반드시 널리 의학을 밝혀 집집마다 의술을 알고, 사람마다 자신의
병을 알아야만 오래 살고 원기를 보존할 수 있을 것이다.

光緖 甲午 四月 十三日 咸興 李濟馬 畢書 于 漢南山中.

광서(光緖)[254] 甲午 4월 13일 함흥사람 이제마가 한남산[255]에서 쓰다.

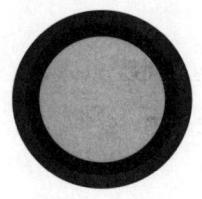

2부.
사상의학의 보완

1. 사상의학 이론의 한계

◉ 사상인 변증이 쉽지 않다.

이제마 선생의 사상의학이 『동의수세보원』의 간행으로 알려진 이후 100여년이 지난 지금 그 철학적 의의 및 임상적 활용 가치는 날로 더해지고 있다. 지금은 국내는 물론 외국에서까지 활발한 연구 활동이 이루어짐에 따라 '사상의학', 또는 '사상체질'이라는 말이 일반인들에게도 낯설지 않은 용어로 인식되어 가고 있는 듯하다. 사람들은 이제 질병치료 목적이 아니라고 해도 자신의 체질을 알아서 선천적인 성격이나 심성에 대한 이해와 건강한 식생활을 위해서 사상의학을 참고하는 경우를 주위에서 종종 볼 수 있기 때문이다.

그런데 사상의학이 많은 사람들에게 관심을 불러일으키고 있는 만큼이나 체질변증에 대해서는 의문이 더해가는 것 같다. 기준이 명확하지 않아 내 노라 하는 사상의들까지도 변증에 확신을 못하고 있고, 사상의에 따라 다르게 변증하는 경우가 빈번히 발생하다 보니, 사상의학의 수혜자인 일반인들의 입장에서는 자신의 체질에 대해 전문가에게 변증을 받았다고 해도 그 결과에 대해 확신하기가 어려운 실정이다.

사상의학에서는 사상의학 개념을 활용하여 원하는 효과를 거두기 위해서는 정확한 변증, 즉 체질진단을 전제하고 있다. 그러다 보니 그간 사상의학의 임상 기초분야라고 할 수 있는 사상체질 변증의 정확도를 높이기 위해 사상의의 입장에서 많은 연구와 노력들이 이루어져 온 것도 사실이다. 두부촉진법(頭部觸診法)[32], 유방 및 장골척도법(乳房 및 腸骨尺度法)[33], 팔체질감법(八體質鍼法)과 진단맥법(診斷脈法)[34], 면역혈액학적 감별법(免疫血液學的 鑑別法)[35], 형태학적 도식화(形態學的 圖式化)에 대한 硏究[36] 등이 그 예인데, 그러한 연구결과들에 제시된 방법들에 의해 변증에 대한 정확도는 크게 제고됐다고 하더라도 대부분이 일부 그 분야 전문가만이 활용할 수 있을 뿐이고 일반인이 이를 이해하고 활용하기에는 제한적이다.

또한 이러한 변증방법들은 심리적, 정신적 요소에 대한 고려가 되어 있지 않기 때문에 사상의학자의 입장에서는 "성정중심의 『동의수세보원』 내용과 얼마나 일치하고 있는가?"하는 의문이 제기될 수 있어 실제로 임상에 적용하는 데는 이론적 한계가 있다고 할 수 있다.

그 외에 직관과 경험에 의한 변증방법을 고려할 수 있는데 이 경우에는 주관적인 요소가 많이 작용하기 때문에 학문적 신뢰성에 문제가 제기될 수 있다. 그래서 1990년대 이후에 와서 객관적인 실험과 연구를 통해서 검증함으로써 변증방법의 학문적 신뢰도를 높이고 보편적이면서 임상적으로 적용하기가 용이한 "설문에 의한 사상체질분류검사방법; 일명 QSCC"에 대한 연구가 많이 이루어져 왔다. 그러나 정확한 변증에는 역시 한계가 있어 보편적인 방법이 되기 위해서는 더 많은 연구가 필요하다고 본다.

필자가 얼마 전 잘 아는 친구와 사상체질 변증에 대해서 대화를 하는 중에 그 친구는 어떤 사상의로부터 소음인 기질이 40%, 태음인 기질이 60%라는 변증을 받아서 무슨 체질이라고 정확하게 알 수 없다는 말을 들은 적이 있다. 이러한 예 뿐만 아니라 사상의에 따라 체질이 다르게 변증되는 경우는 우리 주위에서 흔히 볼 수 있지 않은가?

그래서 이제는 변증방법의 정확도를 높이기 위한 노력 역시 우선적으로 지속되어져야 하겠지만, 한번쯤은 "변증의 어려운 원인이 체질을 분류하는 사상의학의 이론 자체에 있지는 않은지?" 의문을 가져볼 필요는 없을까?

◉ 일부 사상의들은 사상체질과 8체질을 말하면서 이론적으로 상관관계를 연계시키지 못하고 있다.

병에 따라 약을 처방하여 치료하는 기존 한의학과는 달리, 사상의학은 같은 병이라고 해도 체질에 따라 약을 처방하여 치료한다. 그래서 사상의학을 일명 '체질론' 이라고도 한다. 세계 최초의 체질론으로 온전하게 정립된 사상의학은 이제마 선생에서 비롯하는 데, 근래에 와서는 체질하면 사상체질은 물론 팔상(八象)체질까지도 말하는 것을 볼 수 있다. 근래에 출간되는 체질관련 서적들을 보면 거의가 사상체질과 8체질에 대해 언급하고 있는데, 그 이론적 상관관계에 대해서는 명확하게 연계시키지 못하면서 사상체질별 체형·심성적 특성·적합한 음식 등을 제시하고 병행하여 8체질별 동류의 자료들을 제시하기 때문에 독자들의 입장에서는 상당히 혼동이 되고 있다. 글쎄 나는 태음인인 것 같은데 8체질상으로는 무슨 체질인지?, 그래 나는 8체질상으로는 목음인이라 생각이 되는데 그렇다면 태음인 식단에 맞춰야 하는가?, 아니면 목음인 식단에 맞춰야 하는가? 등 이러한 의문들은 요즈음 체질관련 대화중에 흔히 접하게 되는 내용들이다.

8체질론은 1965년 10월 24일 일본 동경에서 개최된 제 2회 아시아침구학회에 우리 한국의 권도원(1923년생, 한의학자) 선생이 "체질침(Constitution Acqunture)" 논문을 발표함으로써 세상에 알려진 이론으로, 그 침술의 효능에 힘입어 이제는 사상의학 못지않게 알려진 하나의 체질론이 되었다. 8체질론과 사상의학과의 상관관계를 알기 위해 8체질론의 요지를 권도원 선생 글에서 인용하면 다음과 같다.

권도원 선생은 체질침 논문 서문에 "『동의수세보원』의 체질론에서 크게 감탄한 바 있어 1952년 이래 그것을 연구하여 오던 중 깨달음이 더함에 따라 약물뿐만 아니라 침으로도 체질적인 치료가 가능할 것이라는 생각이 날로 더하므로, 이것을 위하여 경락의 연구를 시작하게 되었는데 마침내 경락에서도 체질론적인 이론이 규명되어 이 체질침을 고안하게 되었다."고 초를 달고 있다.

그리고 계속해서 본문에서 "『동의수세보원』의 체질론은 형태론적(形態論的)이라기보다는 장부론적(臟腑論的)이며, 그것은 바로 내장상관론(內臟相關論)[256]인 것이다. 『동의수세보원』은 사상인의 이러한 내장상관관계를 다만 폐(肺), 비(脾), 간(肝), 신(腎) 중 가장 큰 장기와 가장 작

---

256) 내장상관론; 장기간에는 마치 천평의 양단과 같은 상호관계가 있어 한 강장기 때문에 한 약장기가 더욱 약해지며 반대로 한 약장기 때문에 한 강장기가 더욱 강화된다는 원리

은 두 장기(예를 들면 소음인의 경우 신(大)과 비(小))의 관계만을 논하고 있다. 필자 자신은 장기간에 걸친 약물적 임상실험·개성연구·병증 대조·체형적 고찰 등 다방면의 통계에 의하여 구체적으로 연구 조사한 결과 각 체질들을 오장(五臟), 즉 신장·간·폐·심장·비장 등 장계(臟系)의 차등이 특징적으로 나타나는 장질(臟質)과 오부(五腑), 즉 위·소장·대장·담·방광 등 부계(腑系)의 차등이 특징적인 부질(腑質)로 나누어지는 데, 이러한 장질과 부질의 생래적(生來的)인 내장상관관계는 천품소인(天稟素因)을 내포할 뿐 건강한 상태이다. 그러나 그것들이 육체적으로 또 정신적으로 어떠한 악조건 하에 놓여 질 때 생래적인 상태(적당한 불균형)에서 더욱 심한 불균형상태로 변하여 마침내 과한 불균형상태(강한 장부는 더욱 강하고 약한 장부는 더욱 약한 불균형)로 된다. 이것이 바로 병태(病態)인 것이다.

그래서 각 장질(臟質)의 병리화 즉 병원(病原)은 최강 장기의 각강화(各强化; 소음인의 경우 신장)이며, 부질(腑質)의 경우는 최약 부기의 과약화(過弱化; 소음인의 경우 위)이다. 이러한 모든 병증은 8병증(八病症)으로 나뉘며 한 병증 안에는 많은 질병들이 포함된다. 이와 같은 체질병리는 각 병증의 병원(病原)이 원태(原態)로 복귀되어 지기를 요청한다. 즉 각 과강병원(過强病原)은 사(瀉)되어 지기를, 각 과약병원(過弱病原)은 보(補)되어 지기를 원한다. 『동의수세보원』의 약리는 이 체질병리의 요청에 응한 것이라고 말할 수 있다.

필자 자신은 침리에서도 이 답을 얻기 위해서 경락을 연구하였으며, 그 결과 위에서 말한 내장 상관관계는 바로 경락을 통해서 이루어지고 있음을 알게 되었다."고 말하면서 그 외 여섯 가지 체질병리의 요청에 응할 수 있는 침리의 체질론적 상응성을 말하고, 그는 이 경락의 체질론적 상응성을 체질병리에 연결시켜 각 병증의 병원을 치료할 수 있는 처방을 연구하였다고 한다.

1965년 논문 발표 이후 권도원 선생의 『체질침 치료에 관한 연구[37]』, 『8체질의학론 개요[38]』등 관련 서적들[39][40]의 내용을 종합하면 "8체질론"의 요지는 다음과 같이 정리될 수도 있다.

사상의학에서는 인체를 사장(四臟: 폐·비장·간·신장)과 4부(四腑: 위완·위·소장·대장)의 4원 구조로 설명하는데, 8체질론에서는 사람은 나면서부터 인체의 육장육부[257] 중 오장오부와 자율신경인 교감신경과 부교감신경 등 12기관의 기능적 강약배열이 모두 오직 여덟 개의 서로 다른 구조식, 즉 8가지 형태로 분류가 된다고 전제하여 체질을 구분한다. 구체적으로 장부의 강약배열에 따른 8가지 체질을 열거하면 다음과 같다.

① 간이 가장 큰 장기로 선두에 서고 다른 장기의 강약의 배열이 간〉신장〉심〉비장〉폐 순서인 체질: 간실(肝實)체질(목양인, 태음인Ⅱ형)

② 담이 선두에 서고 담〉소장〉위〉방광〉대장 순서인 체질을 장성(腸性)체질(목음인, 태음인Ⅰ형)

③ 비장이 선두에 서고 비장〉심〉간〉폐〉신장 순서인 체질: 신성(腎性)체질(토양인, 소양인Ⅱ형)

④ 위가 선두에 서고 위〉대장〉소장〉담〉방광 순서인 체질: 위실(胃實)체질(토음인, 소양인Ⅰ형)

⑤ 폐가 선두에 서고 폐〉비장〉심〉신장〉간 순서인 체질: 간성(肝性)체질(금양인, 태양인Ⅱ형)

---

257) 육장육부: 인체의 육장은 간, 심장, 심포(心包), 췌장, 폐장, 신장이고, 육부는 담, 소장, 삼초(三焦), 위, 대장, 방광인데 눈에 보이지 않는 장기인 심포와 삼초를 제외하고 장부을 오장오부라 하는데, 이들은 각각 오행(목, 화, 토, 금, 수)에 해당한다고 함.

⑥ 대장이 선두에 서고 대장〉방광〉위〉소장〉담 순서: 체질을 장실(臟實)체질(금
  음인, 태양인 I 형)

⑦ 신장이 선두에 서고 신장〉폐〉간〉심〉비장 순서인 체질: 신실(腎實)체질(수양
  인, 소음인 II 형)

⑧ 방광이 선두에 서고 방광〉담〉소장〉대장〉위 순서: 체질을 위성(胃性)체질(수
  음인, 소음인 I 형)

이 8체질 중에는 간성·장실·신실·위성의 4체질은 자율신경인 교감
신경이 항상 긴장상태에 있고 간실·장성·신성·위실의 4체질은 부교
감신경이 항상 긴장상태에 있는 체질인데 커피를 마셔서 좋은 체질은
부교감신경이 항상 긴장상태에 있는 체질들이라고 한다.

8체질론에서 체질을 감별하는 유일한 방법은 역시 권도원 선생께서 발
견한 두 손목에 있는 요골동맥에서 집는 체질맥진이다. 이는 맥의 부침
지삭(浮沈遲數)을 구분하는 전통맥진과 완전히 구별되는 방법인데 체질
별로 고유한, 평생 변하지 않는 맥상(脈象)을 찾아내는 것으로 체질을
식별하는데 가장 완전한 방법이라고 하며, 역시 일정기간 수련을 거친
전문가라야 이 방법에 의해 체질 감별이 가능하다고 한다. 병행하여 8
체질의 특징과 유익한 음식과 해로운 음식 등을 제시하고 있다.

8체질의 체질별 그 이름의 변천과정을 소음인의 경우를 예로 하여 살펴
보면 8체질론이 1965년 동경학회에 처음으로 소개된 이후 "①소음인
II·I형⇒②수상인장질·수상인부질⇒③수양체질·수음체질⇒④신
실체질·위성체질"로 변화되어 왔음을 알 수 있게 된다. 권도원 선생에
의하면 2차 변경[41]시에는 체질명칭이 각 체질의 독립성과 상관성을 공
히 함축하도록 하기 위해 변경하였으며, 3차 변경[42]시는 과거 오행적 체
질명은 해당 체질과의 관계표현이 암시적일 뿐만 아니라 시대에 뒤진

감도 없지 않아 각 체질의 장기(臟器)적인 특징을 표시하기 위해 변경하였다고 한다. 또한 8체질의 선천성에 대해서는 "금양체질과 금음체질은 선천적으로 완전히 독립된 두 체질이며 상관성을 비교하면 이 두 사이보다 금양체질과 토음체질이, 그리고 금음체질과 수양체질이 더 가까운 내장구조로 되어 있다. 그러나 금양체질은 금양, 금음의 양 체질에서만 생산되고 토음체질에서 생산될 수 없으며 금음체질은 수양체질에서 생산되지 못한다. 이것이 금양, 금음 두 체질의 상관성이다."라고 말하고 있다[43]. 더 가까운 내장 구조란 무엇을 의미하는지 의문이 가는 대목이다.

위의 내용으로 볼 때 8체질론은 분명히 사상의학의 체질병리 개념 하에 침리를 이용한 치료방법 연구로 출발하였기에 그 뿌리는 사상의학이라는 것이다. 그럼에도 불구하고 이제 8체질론은 임상실험을 통해 지속적으로 이론이 보완 발전되어 오는 과정에서 체질이름부터 치료의의 관점에서 이해하기 쉬운 의미로 진화해오다 보니 지금은 아예 사상의학과 전혀 다른 체질의학의 한 분야로 보이게 되었다. 이는 아마도 사상의학에서 말하는 사상체질과 8체질론에서 말하는 8체질간의 상관관계를 이론적으로 분명하게 연결시키지 못한 데서 기인된 것이라 필자는 생각한다.

● 사장(四臟) 중 오직 편대장과 편소장만으로 체질을 넷으로 구분하고 있다.

이제마 선생은 『동의수세보원』「사단론」에서 사람을 폐가 크고 간이 작은(肺大肝小) 태양인(太陽人), 간이 크고 폐가 작은(肝大肺小) 태음인(太陰人), 비장이 크고 신장이 작은(脾大腎小) 소양인(少陽人), 신장이 크고 비장이 작은(腎大脾小) 소음인(少陰人)으로 구분하고 있다. 이는 장부 중에 가장 크지도 작지도 않은 정중지장 두 장부의 상호 크기와는 무관하게 오직 사장 중 상호 음양 관계에 있는 두 장부의 큰 장부와 작은 장부, 즉 태양인과 태음인은 기(氣)와 액(液)을 내보내고 받아들이는(呼吸) 폐와 간, 소양인과 소음인은 수(水)와 곡(穀)을 내보내고 받아들이는(出納) 비장과 신장의 대소에 의해서 사상인을 구분함을 의미한다.

계속해서 「사단론」에 사상의학의 사단(四端)인 편대장(偏大臟)과 편소장(偏小臟)에 의해 사람을 구분하는 폐대간소·간대폐소·비대신소·신대비소의 장부 형태가 형성되는 원인을 설명하는 과정에서 양인(陽人), 즉 태양인과 소양인의 성정(性情)의 기(氣)는 애(哀)와 노(怒)이고, 음인(陰人), 즉 태음인과 소음인의 성정의 기는 희(喜)와 락(樂), 각각 두 가지임을 말하고 있다. 그리고 양인 성정의 기인 애노와 음인 성정의 기인 희락은 각각 서로 도와 이루어지게 하고 또한 도움을 준다고 한다. 이렇게 이제마 선생은 사상의학에서 사람의 성정을 특성 지움에 있어서도 양과 음 두 가지만으로 구분하고 있다. 이는 사람의 성정을 사람의 가장 큰 장부와 가장 작은 장부를 양극으로 하여 양인과 음인을 구분하고 양인은 양인의 성정에 의해, 음인은 음인의 성정에 의해 나타나는 현상들을 특성으로 설명하고 해석하는 관점이라 할 수가 있다.

반면에 「사단론」에서 "태양인의 노정이 촉급하면 기가 간에 부딪혀 간이 더욱 삭감된다."고 하여 태양인의 성정인 애노의 기가 역동하여 노정(怒情)이 발하면 편소장인 간이 삭감된다고 하면서, 「확충론」에서는 "노정이 몹시 급하다는 것은 태양인의 비장이 교우를 행할 때 다른 사람이 자기를 업신여김을 노하는 것이니 노정이란 다른 것이 아니라 화를 내는 것이다."고 하여 태양인의 성정인 애노의 기가 순동하게 되면 비장의 정기(情氣)인 노정이 나타남을 설명하고 있다. 이는 폐대간소인 태양인의 장국에 정중지장(正中之臟)인 비장과 신장 중에 태양인의 성정의 기 중에 하나인 노기(怒氣)의 정장이 비장이기 때문이다. 이는 사상인은 애노희락의 정(情)이 역동할 때는 사상인 각자의 해당 편소장을 격동시켜 삭감시키지만, 순동할 때는 해당 정장(태양인은 비장, 소양인은 폐, 태음인은 신장, 소음인은 간)에 순응하여 그 정서(情緒)로 나타남을 말하는 것이다. 이는 비록 두 정중지장의 크기는 구분하지 않고 있다고 해도 애노희락의 정이 순동할 때는 두 정중지장 중 사상인 각각의 정기에 해당하는 정장의 정서가 나타남을 말함으로써 해당 정장이 상대적으로 큼을 함축하고 있다고 풀이할 수도 있다.

이를 종합하면 사상의학에서는 사상인을 구분할 때 명시적으로 정중지장은 고려하지 않는다. 폐비간신 네 장부중 호흡 · 출납기능을 담당하면서 상호 음양 관계에 있는 각 두 장부의 상대적 크기를 가장 큰 장부(편대장)와 가장 작은 장부(편소장)로 설정하여 사상인을 구분한다. 그리고 그 편대장과 편소장 두 장부의 성정만으로 사상인의 각 특성을 제시하면서 그 내용을 확충하여 양인의 기를 애노(哀怒)로, 음인의 기를 희락(喜樂)으로 정의하고 있다. 또한 사상인 성정(性情)의 기(氣)가 순동하게 되면 상호 음양 관계에 있는 정중지장 중 사상인 각각의 정기(情氣)에 해당하는 정장의 영향이 있음을 언급하여 해당 정장이 상대적으로 큼을 묵시적으로 나타내고 있다. 즉 태양인에게는 소양인, 소양인에게는 태양인, 태음인에게는 소음인, 그리고 소음인에게는 태음인의 특성을 일부 가지고 있음을 암시하고 있는 것이다. 그러나 이는 필자가 유추 해석한 결과일 뿐 『동의수세보원』 어디에도 명시적으로 정중지장의 대소에 관해 언급하고 있지는 않다.

다른 각도에서 살펴보자. 사람은 누구나가 기(氣)와 액(液)을 호흡하고 수(水)와 곡(穀)을 출납하는 폐비간신의 장기를 가지고 있다. 기와 액을 호흡함으로써 상호 음양관계에 있는 폐와 간으로 구분이 되는 태양인과 태음인도 신장과 비장을 가지고 있다. 수와 곡을 출납함으로써 상호 음양관계에 있는 신장과 비장으로 구분이 되는 소양인과 소음인도 폐와 간을 가지고 있다. 이러한 사상인 분류 방법에 의해 태양인과 태음인의 정중지장에 해당하는 비장과 신장이 소양인과 소음인에게는 편대장과 편소장이 되고, 소양인과 소음인의 정중지장에 해당하는 폐와 간이 태양인과 태음인에게 편대장과 편소장으로 구분이 된다. 이는 상호 음양관계에 있는 폐와 간, 신장과 비장이 사상인 장부의 정중지장이 될 경우에도 상대적으로 크고 작음이 있을 수밖에 없음을 의미한다고 볼 수 있다. 논리적으로 보아도 모든 사람이 폐비간신의 장부 중 반드시 편대장과 편소장이 있어 그에 의해 사상인으로 구분이 된다면, 각 사상인의 두 정중지장 역시 그 크기에 차이가 있어야 마땅하다. 이는 8체질론에서 체질별 장부의 대소가 있음이 판명된 사실로서도 증명이 된다. 그래서 필자는 사상인의 두 정중지장의 대소 역시 명시적으로 구별하고, 그에 의해 나타나는 세부적인 특성 역시 마땅히 보완하여야 한다고 주장하는 바이다.

2. 사상의학 이론 보완의 필요성

◉ 사상의학 이론 보완의 근거

앞에서 편대장과 편소장에 의해 구분되고 그에 따라 특성 지워지는 사상인의 두 정중지장의 대소 역시 명시적으로 구분하고, 그에 의해 나타나는 특성 역시 식별하여 사상의학의 이론을 보완할 필요가 있음은 언급하였다. 그러기 위해서는 명확한 근거가 필요한데 그 근거로써 필자는 두 가지를 제시한다. 그 하나는 이제마 선생의 사상(思想)이며, 다른 하나는 권도원 선생의 8체질론 내용(內容)이다.

이제마 선생은 『격치고(格致藁)』에서 천지만물 및 사업의 분화와 생성과정을 설명함에 있어 "태극(太極)은 마음(心)이고, 양의(兩儀)는 마음(心)과 몸(身)이며, 사상(四象)은 일(事)과 마음(心)과 몸(身)과 만물(物)이고, 팔괘(八卦)는 일(事)의 처음(始)과 끝(終), 만물(物)의 근본(本)과 말단(末), 마음(心)의 느긋함(緩)과 급함(急), 몸(身)의 앞섬(先)과 뒤따름(後)을 말하는 것"이라고 하였다. 이는 사상이 처음과 끝, 근본과 말단, 느긋함과 급함, 앞섬과 뒤따름으로 각각 분화하여 8괘가 생성됨을 말하고 있는 것이다. 또한 이제마 선생의 글인 『사상금궤방(四象金匱方)』[44]에 "무릇 물에는 음물이 있고 양물이 있다. 이것은 음양이 크게 나뉘면 음 중에 양이 있고 양 중에 음이 있음을 알아야 한다. 순음 가운데 양을 함유하고 있는 것이 태음이고 순양 가운데 음을 함유하고 있는 것이 태양이며, 음 중에서 양쪽으로 치우친 것이 소양이고 양 중에서 음쪽으로 치우친 것이 소음이다. 이렇게 사상이 나누어진다."고 하여 태양과 소양도 음을 함유하고 있으며 태음과 소음도 양을 함유하고 있음을 말하고 있다.

또한 위에서 언급한대로 『동의수세보원』 전반에 걸쳐 사상인을 가장 큰 장부와 가장 작은 장부만으로 구분하고, 그 두 장부의 성정을 사상인의 특성으로 설명하면서 양인은 애노(哀怒), 음인은 희락(喜樂)을 각각 그 성정의 기로 하여 정중지장(正中之臟) 중 각각의 정기(情氣)에 해당하는 정장의 영향이 있음을 말하여 태양인과 소양인은 양인으로서, 태음인과 소음인은 음인으로서 각각 일부 특성을 서로 공유하고 있음을 명시하고 있으면서도, 〈확충론〉의 말미에는 "소음인의 머리(頭)는 마땅히 남의 것을 빼앗으려는 마음(奪心)을 경계해야 한다. 소음인의 머리에 만일 남의 것을 빼앗으려는 마음이 없다면 대인의 식견(識見)이 반드시 거기에 있다."하여 소음인이 태심인 빼앗으려는 마음이 없으면 태양인의 장점인 식견을 갖게 된다고 하고 있고, 계속해서 같은 맥락에서 태음인은 사치하는 마음이 없으면 소양인의 장점인 위의를, 소양인은 게으른 마음이 없으면 태음인의 장점인 재간을, 태양인은 도둑질하는 마음이 없으면 소음인의 장점인 방략을 갖게 된다고 말하고 있다. 이는 소음인도 일부 태양인의 특성을 가지고 있고, 태음인도 일부 소양인의 특성을 가지고 있으며, 소양인도 일부 태음인의 특성을 가지고 있고, 태양인도 일부 소음인의 특성을 가지고 있음을 의미한다.

위에서 언급한 이제마 선생의 『격치고』와 『사상금궤방』 내용으로부터 이제마 선생 역시 사상(四象)도 8괘로 세분이 가능하며, 양인도 일부 음인의 특성을 가지고 있고 음인도 일부 양인의 특성을 가지고 있음을 인정하였다고 할 수 있다. 『동의수세보원』의 내용에서도 태양인과 소양인은 양인으로서, 태음인과 소음인은 음인으로서 각각 일부 특성을 서로 공유하고 있기도 하지만, 소음인도 태양인의 특성을, 태음인도 소양인의 특성을, 소양인도 태음인의 특성을, 태양인도 소음인의 특성을 일부 가질 수 있음을 유추할 수가 있다. 그래서 필자는 이러한 이제마 선생의 사상으로부터 위에 제기한 한계점을 극복하기 위해 사상의학의 이론을 보완할 필요가 있다고 보았다.

다음은 권도원 선생의 8체질론 내용을 살펴보자. 권도원 선생은 그의 논문에서 『동의수세보원』에서는 사람의 내장 상관관계를 폐비간신(肺脾肝腎) 중 가장 큰 장기와 가장 작은 두 장기의 관계만을 논하고 있으나, 자신의 약물적 임상실험, 개성연구, 체형적 고찰 등 다방면의 통계에 의하여 구체적으로 연구 조사한 결과 사람은 나면서부터 오장오부 등의 기능적인 강약배열에 의해 오직 8체질로 나누어진다고 했다. 그리하여 앞에서 제시한 대로 장부의 강약 배열에 따라 '간〉신장〉심〉비장〉폐' 인 사람은 간실(肝實)체질(목양인, 태음인 II 형), '담〉소장〉위〉방광〉대장' 인 사람은 장성(腸性)체질(목음인, 태음인 I 형), '비장〉심〉간〉폐〉신장' 인 사람은 신성(腎性)체질(토양인, 소양인 II 형), '위〉대장〉소장〉담〉방광' 인 사람은 위실(胃實)체질(토음인, 소양인 I 형), '폐〉비장〉심〉신장〉간' 인 사람은 간성(肝性)체질(금양인, 태양인 II 형), '대장〉방광〉위〉소장〉담' 인 사람은 장실(臟實)체질(금음인, 태양인 I 형), '신장〉폐〉간〉심〉비장' 인 사람은 신실(腎實)체질(수양인, 소음인 II 형), '방광〉담〉소장〉대장〉위' 인 사람은 위성(胃性)체질(수음인, 소음인 I 형)이라 했다.

여기서 간과할 수 없는 것은 권도원 선생의 8체질 분류기준이다. 그는 사람을 부질(腑質)과 장질(臟質)로 나누어 위·소장·대장·담·방광 등 부계(腑系)의 차등이 특징적으로 나타나는 부질(腑質)은 각 사상인의 I 형으로 하고, 신장·간·폐·심장·비장 등 장계(臟系)의 차등이 특징적으로 나타나는 장질(臟質)은 각 사상인의 II 형으로 하여 8체질로 분류하였다. 위에서 언급한 대로 체질 이름은 그 후 변화해 왔으나 그 분류기준은 전혀 변하지 않았다고 한다.

그런데 기존 한의학의 장부론에 근거할 때 인체의 오장과 육부는 각각 음과 양으로 나누어지며 각각 오행에 성속(性屬)되어 있다. 오행의 목

(木)에 해당하는 음양(陰陽)의 장부는 각각 간과 담이며, 화(火)에 해당하는 음양(陰陽)의 장부는 각각 심장과 소장이고, 토(土)에 해당하는 음양(陰陽)의 장부는 각각 비장과 위이며, 금(金)에 해당하는 음양(陰陽)의 장부는 각각 폐와 대장이고, 수(水)에 해당하는 음양(陰陽)의 장부는 각각 신장과 방광이다. 이를 근거로 권도원 선생이 분류한 8체질 중 오행의 양(陽)에 해당하는 부계(腑系)의 기능 차등에 의해 분류한 체질들을 음(陰)에 해당하는 장계(臟系) 기능 차등으로 변환하여, 8체질 모두를 사상의학에서와 같이 음(陰)에 해당하는 장계의 사장(四臟; 오장 중 심장을 제외한 폐, 비장, 간, 신장)의 기능 차등으로 정리하여 분류하면 간실(肝實)체질(목양인, 태음인Ⅱ형)의 장기 강약 배열은 '간〉신장〉비장〉폐' 순이고, 장성(腸性)체질(목음인, 태음인Ⅰ형)의 장기 강약 배열은 '간〉비장〉신장〉폐' 순이며, 신성(腎性)체질(토양인, 소양인Ⅱ형)의 장기 강약 배열은 '비장〉간〉폐〉신장' 순이고, 위실(胃實)체질(토음인, 소양인Ⅰ형)의 장기 강약 배열은 '비장〉폐〉간〉신장' 순이다. 간성(肝性)체질(금양인, 태양인Ⅱ형)의 장기 강약 배열은 '폐〉비장〉신장〉간' 순이고, 장실(臟實)체질(금음인, 태양인Ⅰ형)의 장기 강약 배열은 '폐〉신장〉비장〉간' 순이며, 신실(腎實)체질(수양인, 소음인Ⅱ형)의 장기 강약 배열은 '신장〉폐〉간〉비장' 순이고, 위성(胃性)체질(수음인, 소음인Ⅰ형)의 장기 강약 배열은 '신장〉간〉폐〉비장' 순이 된다. 이러한 8체질의 장기 강약 배열로부터 태음인 Ⅰ·Ⅱ형인 목음체질과 목양체질은 태음인의 정중지장인 신장과 비장의 기능 차등(목음체질: 비장〉신장, 목양체질: 신장〉비장)에 의해 구분이 되고, 소양인 Ⅰ·Ⅱ형인 토음체질과 토양체질은 소양인의 정중지장인 간과 폐의 기능 차등(토음체질: 폐〉간, 목양체질: 간〉폐)에 의해 구분이 되며, 태양인 Ⅰ·Ⅱ형인 금음체질과 금양체질은 태양인의 정중지장인 비장과 신장의 기능 차등(금음체질: 신장〉비장, 금양체질:

비장〉신장)에 의해 구분이 되고, 소음인 Ⅰ·Ⅱ형인 수음체질과 수양체질은 소음인의 정중지장인 폐와 간의 기능 차등(수음체질: 간〉폐, 수양체질: 폐〉간)에 의해 구분이 된다는 것을 알 수 있다.

그래서 필자는 위에서 언급한 이제마 선생의 사상과 권도원 선생이 8체질을 분류한 내용을 근거로 사상의학의 이론을 보완할 필요가 있다고 보았다. 즉 각 사상인의 편대장과 편소장 구분에 추가하여 두 정중지장의 대소 역시 구분하고 그에 의해 필연적으로 나타날 수밖에 없는 각 사상인의 특성이 분명하게 식별되도록 『동의수세보원』을 보완하는 것이 논리적이라 판단한다.

◉ 사상의학 이론 중 보완이 요구되는 분야

사상의학 이론중 보완이 요구되는 분야는 사상체질 분류와 그에 따른 체질별 특성이다. 기존의 체질 분류 방식대로 사람을 폐비간신의 사장중 호흡·출납기능을 담당하면서 상호 음양 관계에 있는 두 장부를 편대장(偏大臟)과 편소장(偏小臟)으로 하여 태양인·태음인·소양인·소음인의 사상체질(四象體質)로 구분한다. 다음은 각 사상체질별 상호 음양 관계에 있는 편대장과 편소장 사이 두 정중지장의 상대적 크기에 따라 8가지 형태의 체질로 세분하고 각 체질별 특성을 추가 정의하는 것이다.

이렇게 보완하게 되면 각 체질별로 폐비간신 사장의 강약배열이 분명하게 나타난다. 이를 사상의학의 기본 개념 하에 정리하면, 먼저 각 체질을 편대장과 편소장에 의해 사상체질로 분류하여 이를 기본체질로 한다. 다음은 정중지장의 대소에 의해 각 사상체질을 세분한 후 해당 사상인의 특성을 일부 가졌다는 의미로, 사상인 이름 중 인(人)자 대신 성(性)자를 붙여서 편대장 편소장에 의해 분류한 사상인의 이름 앞에 첨가

하여 정리하면 다음과 같다.

▶ **폐가 크고 간이 작은(肺大肝小) 태양인(太陽人)으로 장기의 강약 배열이**
- '폐〉비장〉신장〉간' 순인 사람은 소양성 태양인으로,
- '폐〉신장〉비장〉간' 순인 사람은 소음성 태양인으로 구분하여 분류가 가능하다.

▶ **간이 크고 폐가 작은(肝大肺小) 태음인(太陰人)으로 장기의 강약배열이**
- '간〉신장〉비장〉폐' 순인 사람은 소음성 태음인으로,
- '간〉비장〉신장〉폐' 순인 사람은 소양성 태음인으로 분류하여 구분이 가능하다.

▶ **비장이 크고 신장이 작은(脾大腎小) 소양인(少陽人)으로 장기의 강약배열이**
- '비장〉폐〉간〉신장' 순인 사람은 태양성 소양인으로,
- '비장〉간〉폐〉신장' 순인 사람은 태음성 소양인으로 분류하여 구분이 가능하다.

▶ **신장이 크고 비장이 작은(腎大脾小) 소음인(少陰人)으로 장기의 강약배열이**
- '신장〉간〉폐〉비장' 순인 사람은 태음성 소음인으로,
- '신장〉폐〉간〉비장' 순인 사람은 태양성 소음인으로 분류하여 구분이 가능하다.

이렇게 사상인을 세분하게 된 동기는 필자가 오랫동안 주변 사람들을 사상인 변증과 연계하여 관찰하는 과정에서 의문을 가졌던 때문이다. 어떤 사람은 태음인인 것 같은데 소음인 같기도 하고, 어떤 사람은 소양인이 분명한데 태음인의 특성도 일부 가지고 있어 무슨 체질이라고 명확하게 말하기가 곤란한 경우들이 많았다. 그 이유를 깊이 탐구하던 중 위에 제시한 이론적 근거들을 발견하게 된 것이다. 여기서 필자가 소양성 태양인, 소음성 태양인 등으로 체질명을 분류한 것은 변증인이나 피변증인은 물론 사상의학에 기본 상식이 있는 사람이라면 누구나가 이해하기 쉽게 하기 위해 임의로 선정하였다.

소양성 태양인이란 폐대간소인 편대장과 편소장에 의해 태양인으로 분류되는데 비대신소인 정중지장의 대소 관계에 의해 소양인의 특성이 일부 있음을 의미한다. 소양인의 특성을 일부 가지고 있는 태양인이라는

의미이다. 같은 논리로 태음성 소양인이란 태음인의 특성을 일부 가진 소양인을 의미한다. 이러한 개념 하에 사람의 체질을 변증하면 의문이 많이 해소된다. 변증 대상의 두드러지게 나타나는 체형, 이목비구 기능 차이, 심욕, 성정 등의 특성을 보고 일차적으로 체질을 사상으로 구분한다. 구분한 사상체질의 특성 이외에 어느 사상체질의 특성을 부분적으로 또는 약하게 가지고 있는가를 관찰하여 세분하여 변증한다. 이렇게 분명한 이론적 근거를 가지고 사상인을 변증하게 되면 그 동안 변증 과정에 제기되었던 두 가지 체질의 특성을 가진 것 같아서 겪었던 변증에 어려움은 어느 정도 해소할 수 있다고 본다. 그러나 실제로 폐비간신 사장의 강약 배열이 선천적으로 정해 졌다고 해도 배열된 각 장기의 상대적인 강약 정도는 천차만별로 나타날 수 있기 때문에 변증이 결코 쉽지만은 않다는 것이 필자의 소견이다.

◉『동의수세보원』의 보완해야 할 부분

『동의수세보원』은 편대장과 편소장으로 사상인을 구분하고 그에 의해 나타나는 사상인의 특성이외에 추가적으로 내용을 확충하여 정중지장에 의해 나타나는 성정 등을 양인의 경우는 정중지장 중 양인(陽人) 성정(性情)의 기(氣)인 애노(哀怒)의 정장(正臟)에 의해, 음인의 경우는 정중지장 중 음인(陰人) 성정의 기인 희락(喜樂)의 정장(正臟)에 의해 나타나는 성정들을 각 사상인의 특성으로 전개하고 있다.

그래서 『동의수세보원』원문의 「사단론」에 편대장과 편소장만으로 사상인을 구분한 첫 구절을 두 정중지장까지 포함하여 폐비간신(肺脾肝腎) 사장(四臟)의 강약배열에 의해 사람을 총 8가지 체질로 분류하도록 내용을 보완하고, 사상인의 성정을 정의함에 있어서는 양인(陽人)의 경우

양인 성정의 기인 애노의 정장을 택하여 특성을 정의하고 있는 구절 다음에 음인 성정의 기인 희락의 정장을 택하여 해당 사상인의 특성을 추가하여 정의하고, 음인의 경우 음인 성정의 기인 희락의 정장을 택하여 특성을 정의한 구절 다음에 양인 성정의 기인 애노의 정장을 택하여 해당 사상인의 특성을 정의하여 보완해야 한다.

즉 『동의수세보원』의 「사단론」과 「확충론」 내용에 폐비간신 사장 중 편대장과 편소장만으로 분류한 사상인을, 명시적으로 그 정중지장의 대소까지 포함하는 사장의 강약배열에 의해 8체질로 세분하고, 묵시적으로 양인의 경우는 양의 정장을 정중지장 중 큰 것으로, 음인의 경우는 음의 정장을 정중지장 중 큰 것으로 규정하여 해당 사상인의 성정을 전개한 구절들은 그 반대의 경우, 즉 양인의 경우 정중지장 중 음의 정장(태양인의 경우 신장, 소양인의 경우 간)이 큰 경우와, 음인의 경우 정중지장 중 양의 정장(태음인의 경우 비장, 소음인의 경우 폐)이 큰 경우도 규정하여 그에 의해 나타나는 사상인의 성정까지를 포함하도록 내용을 추가 보완해야 한다. 그리고 위에서 분류한 소음성 태양인, 소양성 태음인, 태음성 소양인, 태양성 소음인의 특성까지도 명시적으로 내용이 포함, 전개되어야 한다는 견해이다. 그래서 사상의학 원전인 『동의수세보원』 내용 일부의 수정보완 필요성을 제기하는 바이다.

◉ 사상의학 이론 보완 시 예상되는 각 체질별 특성

위에서 언급한 대로 『동의수세보원』 내용을 추가하여 보완할 경우 각 체질별 기상과 성정, 체형 등은 어떻게 나타날까? 보완한다고 해도 기존의 『동의수세보원』 틀 안에서 각 체질별 기상과 성정, 체형 등 모두 설명이 가능하다고 본다. 내용 보완은 다음과 같이 정리할 수 있기 때문이다.

기본적으로 편대소장에 의해 사상체질로 분류하고 그 편대소장에 의해 나타나는 특성만을 각 사상인의 특성으로 정의한다. 다음은 각 사상체질을 다시 정중지장의 대소 관계에 의해 세분하고 정중지장의 대소 관계가 편대소장일 경우 나타나는 특성을 참고하여 일부 부분적으로 나타날 수 있는 특성으로 추가하여 보완한다. 사장의 장기 중 호흡·출납기능을 담당하면서 상호 음양 관계에 있는 각 두 장기간의 대소 관계는 편대소장의 위치에 있을 때나 정중지장의 위치에 있을 때나 같으며, 두 장기간 대소 관계에 의해 나타나는 특성 역시 그 위치에 따라 정도의 차이가 있을 뿐 내용은 같을 수밖에 없기 때문이다.

구체적으로 설명하면 각 체질별로 편대장과 편소장 두 장기의 상관관계에 의해 『동의수세보원』에 나와 있는 사상인의 기상과 성정·체형 등을 그 체질의 주요 특성으로 정의한다. 정중지장의 영향은 동일한 장부 상관관계를 편대소장의 장부 상관관계로 가진 『동의수세보원』에 나와 있는 사상인의 기상과 성정·체형 등을 그 체질에 일부 부분적으로 나타나는 특성으로 정의하여 보완한다.

예를 들면 '소음성 태양인'의 경우 태양인의 장부 상관관계인 간대폐소에 의해 나타나는 특성이 주 특성으로 나타나고, 소음인의 장부 상관관계인 신대비소의 정중지장에 의해 소음인의 특성이 일부 부분적으로 나타난다는 것이다.

그런데 『동의수세보원』에서는 양인의 기인 애노와 음인의 기인 희락은 각각 서로 도와 이루어지게 한다고 전제한다. 그리고는 각 사상인의 특성을 편대장과 편소장, 그리고 정중지장 중 양인은 애노의 정장(正臟)에 의해, 음인은 희락의 정장에 의해 나타나는 성정들로 전개하고 있다는 점이다.

여기서 『동의수세보원』에 정의되어진 사상체질을 앞에서 제시한 사상 의학 이론중 보완이 요구되는 내용에서 폐비간신 사장의 강약배열에 따라 분류한 8체질로 해석해 보자. 태양인은 소양성 태양인에 해당되고 소양인은 태양성 소양인에 해당된다. 태음인은 소음성 태음인에 해당되고 소음인은 태음성 소음인에 해당된다. 소양성 태양인과 태양성 소양인에 해당하는 각 체질의 특성들은 양인의 기가 더욱 상승하여 나타난 결과이고, 소음성 태음인과 태음성 소음인에 해당하는 각 체질의 특성들은 음인의 기가 더욱 하강하여 나타난 결과라고 할 수 있다.

이에 따라 『동의수세보원』의 보완이 요구되는 부분은 편대소장과 정중지장의 상호 음양 관계가 다른 소음성 태양인과 태음성 소양인, 소양성 태음인과 태양성 소양인 관련 내용이다. 이 네 체질의 경우는 편대소장에 의해 양인으로 분류되었다고 해도 내부적으로는 음인의 기를 가지고 있거나, 음인으로 분류된다고 해도 내부적으로는 양인의 기를 가지고 있는 경우이다. 이를 구체적으로 설명하면 소음성 태양인은 양인으로서 애기(哀氣)을 가지고 있으나, 내부적으로는 음인의 락기(樂氣)를 가지고 있는 경우이다. 태음성 소양인은 양인으로서 노기(怒氣)을 가지고 있으나, 내부적으로는 음인의 희기(喜氣)를 가지고 있는 경우이다. 소양성 태음인은 음인으로서 희기을 가지고 있으나, 내부적으로는 양인의 노기를 가지고 있는 경우이다. 태양성 소음인은 음인으로서 락기를 가지고 있으나, 내부적으로는 양인의 애기를 가지고 있는 경우이다. 이 경우들은 각 장부에 의한 음양의 기가 특성상 서로 상쇄하며 가감한다는 전제 하에 체질별 성정이 나타날 것이란 견해를 필자는 가지고 있다.

예를 들면 소음성 태양인이나 태음성 소양인의 경우는 편대소장에 의한 양인의 주 성정이 정중지장 대소에 의한 음인의 성정에 의해 상쇄·가감되어 나타나고, 소양성 태음인이나 태양성 소음인의 경우는 편대소장에 의한 음인의 주 성정이 정중지장 대소에 의한 양인의 성정에 의해 상쇄 · 가감되어 나타난다는 것이다. 체질을 변증하는 과정에서 양인인 것 같은데 음인의 기상과 성정 · 체형 등을 가지고 있고, 음인인 것 같은데 양인의 기상과 성정 · 체형 등을 가지고 있어 변증이 애매모호한 경우가 이에 해당한다고 볼 수 있다.

3. 보완된 사상의학 범주에서의 8체질론

◉ 8체질론의 한계

사상의학은 유교 철학을 그 배경으로 하고 있기 때문에 사용하는 용어들이 비록 현대적 감각으로 이해하기가 쉽지는 않다. 그러나 이제마선생의 예언대로 매우 간단명료한 전개, 내용의 논리성 및 과학성, 일상성, 보편성, 병증 치료의 효과성에 등에 의해 근래에는 국내에서뿐만 아니라 동양, 나아가서는 세계의 우수한 의학자들까지도 그의 연구를 활발하게 진행하고 있다. 이제 사상의학은 세계보건기구(WHO) 같은 의학 전문기관에서도 의학으로서의 우수성과 학문적 가치를 인정받아 널리 알려지게 되었다. 또한 태양인 · 태음인 · 소양인 · 소음인을 말하는 사상체질은 세상 사람들에게 아주 낯이 익은 용어들이 되어 버렸다. 반면에 권도원 선생의 8체질론은 아직 학문적으로 개발단계에 있는 미 성숙된 체질론이라 할 수 있다.

8체질론이 사람을 8체질로 분류한 것과 체질맥진 방법을 발견한 것, 그리고 경락의 체질론적 상응성을 체질병리에 연결시켜 병증들을 약 대신 침술로써 치료하는 방법들을 보편화 시킨 것은 누구나 인정하는 체질의학 분야의 큰 성과라 아니 할 수 없다. 그러나 8체질을 논하는 사람들이 '왜' 그렇다는 논리적이며 체계적인 명확한 이론이나 근거도 없이 8체질별 체형 · 기상 · 성정 · 식단 등을 구분해 놓고, 사상의학에 분명히 뿌리를 두고 있음에도 사상의학의 기본 개념과 다른 체질 감별법인 사람의 체질맥진에 의한 방법만을 체질감별법이라고 하는 데는 이의가 있을 수밖에 없다. 어떻게 체질맥진에 의한 방법만이 유일한 체질감별법이라고 하면서, 그렇게 감별된 체질에 대해 체형은 어떻고 기상과 성정은 어떠하며 식단은 이래야 한다고 할 수 있는가? 이는 선천적으로 품부된 장부의 대소에 의해 체형이 이렇고 기상과 성정이 이래서 체질은 이러하다고 감별하고, 감별된 체질은 장부론적으로 식단이 이래야 한다고 말하는 사상의학 이론과 상치되는 대목이다.

이는 근본적으로 사상의학의 기본개념 하에 보완 발전시킨 8체질론을 사상의학의 이론에 논리적으로 연계시키지 못하는데 그 원인이 있다고 본다. 권도원 선생의 말대로 8체질론이 사상의학의 체질병리 개념을 바탕으로 침리 연구에서 시작이 되었다면, 그 뿌리는 분명히 사상의학이다. 그런데 이제는 체질이름까지 치료의들만이 이해할 수 있도록 계속 바뀌어 오다보니 일반인들의 눈에는 8체질론 자체가 아예 사상의학과 전혀 다른 체질의학의 한 분야로 보이게 되었고, 8체질을 논하는 사람들까지도 언제부터인가 8체질론이 사상의학과 전혀 다른 학문으로 취급하는 인상을 풍기는 경우가 종종 눈에 띄게 되었다. 그 결과 8체질론은 누구나가 접근하기가 쉽지 않아 보이고, 그래서 이해하고 활용하기가 쉽지 않아 보인다. 이는 그 뿌리를 분명히 사상의학에 두고 있음에도 관련 전문인들이 사상의학 이론에 8체질론을 분명하게 연결시키지 못한 데에 원인이 있다고 생각한다. 그래서 8체질론의 사상의학 이론과의 상관관계 미정립과 그로 인해 야기되는 학문적 차원의 보편성 결여야말로 8체질론이 극복해야 할 한계라고 생각한다.

◉ 보완된 사상의학 개념 하의 8체질론

사상의학의 태양인·태음인·소양인·소음인을 그들이 가지고 있는 두 정중지장(正中之臟)의 상대적 크기에 따라 두 가지로 더 세분하여 총 8가지 형태로 체질을 분류하고 그 특성을 보완할 경우 각 체질별 폐(肺)·비(脾)·간(肝)·신(腎) 사장(四臟)의 강약배열과 8체질론의 8체질 장부의 강약배열을 비교하면 다음과 같이 상호 연계가 된다.

▶ '폐〉비장〉신장〉간' 인 소양성 태양인은 '폐〉비장〉심〉신장〉간' 인 간성(肝性)체질(금양인, 태양인Ⅱ형)과 같다고 할 수 있고,

▶ '폐〉신장〉비장〉간' 인 소음성 태양인은 '대장〉방광〉위〉소장〉담' 인 장실(臟實)체질(금음인, 태양인Ⅰ형)과 같다고 할 수 있다.

▶ '간〉신장〉비장〉폐' 인 소음성 태음인은 '간〉신장〉심〉비장〉폐' 순인 간실(肝實)체질(목양인, 태음인Ⅱ형)과 같다고 할 수 있고,

▶ '간〉비장〉신장〉폐' 인 소양성 태음인은 '담〉소장〉위〉방광〉대장' 인 장성(腸性)체질(목음인, 태음인Ⅰ형)과 같다고 할 수 있다.

▶ '비장〉폐〉간〉신장' 인 태양성 소양인은 '위〉대장〉소장〉담〉방광"인 위실(胃實)체질(토음인, 소양인Ⅰ형)과 같다고 할 수 있고,

▶ '비장〉간〉폐〉신장' 인 태음성 소양인은 '비장〉심〉간〉폐〉신장' 인 신성(腎性)체질(토양인, 소양인Ⅱ형)과 같다고 할 수 있다.

▶ '신장〉간〉폐〉비장' 인 태음성 소음인은 '방광〉담〉소장〉대장〉위' 인 위성(胃性)체질(수음인, 소음인Ⅰ형)과 같다고 할 수 있고,

▶ '신장〉폐〉간〉비장' 인 태양성 소음인은 '신장〉폐〉간〉심〉비장' 인 신실(腎實)체질(수양인, 소음인Ⅱ형)과 같다고 할 수 있다.

앞에서 '같다고 할 수 있다.'는 근거는 위「사상의학 이론의 보완 근거」에 설명한 바와 같이 기존의 한의학 개념 하에 인체의 오장과 육부를 각각 음과 양으로 나누고 이들 장부는 각각 오행에 성속(性屬)된다고 전제한 후, 권도원 선생이 분류한 8체질 중 부계(腑系)의 기능 차등을 같은 오행에 성속된 장계(臟系) 기능 차등으로 변환하고 심장(소장)을 제외하게 되면, 필자가 주장하는 대로 사상의학을 보완할 경우 체질별 장기의 강약 배열들이 같아지기 때문이다.

이와 같이 필자가 제안하는 바대로 사상의학의 이론을 일부 보완하게

되면 체질 변증의 정확도를 제고할 수 있음은 물론 8체질과 이론적으로 연계가 가능하여, 8체질을 사상의학의 범주 안에서 논리적으로 해석할 수 있게 된다. 그러면 사상체질과 8체질을 혼동할 염려가 없고 8체질의 특성을 정의하는데 명확한 근거를 제시할 수 있게 되어 학문으로서의 보편성 결여도 해결이 가능하다고 본다.

예를 들면 간성(肝性)체질(금양인, 태양인 II형)은 그 자체만으로는 내용을 외우고 있지 않는 한, 그 성정 등 특성을 이해하기가 어려우나 사상의학과 연계하게 되면 이는 소양성 태양인으로 비대신소인 정중지장에 의해 소양인 성정을 일부 가지고 있으며 폐대간소인 편대소장에 의해 태양인의 성정을 주로 가지고 있는 체질로 쉽게 이해할 수 있게 된다. 이와 같은 맥락으로 네 장기의 강약배열에 근거하여 8체질의 특성을 『동의수세보원』의 내용과 연계하여 정립할 수 있게 된다는 견해이다.

4. 보완된 이론에 의한 체질식별의 예

사상의학에서는 체형·심성·재능 등에 따라 사람을 크게 태양인·태음인·소양인·소음인의 네 가지 체질로 구분하고 1만 명 중 그 비율은 대략 태음인이 50%, 소양인이 30%, 소음인이 20%, 태양인이 0.3~0.4% 정도라고 한다. 그리고 선천적 체질은 후천적으로 변하지 않으며, 사람의 마음은 변할 수 있어도 타고난 장부의 이치, 즉 장기의 대소는 변하지 않음을 전제로 하고 있다.

체질식별은 위와 같은 기본조건 하에 사상의학에서 제시하고 있는 체질별 외모·심성·병증 등에 의하여 판단하면 된다. 위의 조건들은 '변할 수 있는 마음' 보다 '변하지 않는 장부의 이치'를 우선적으로 고려하여 체질을 식별해야 함을 시사하고 있다. 이는 외모와 생리력의 차이·심성·병증·기타 습관 등의 순으로 살펴 본 후 체질을 식별해야 함을 의미한다.

여기서 어떠한 경우이건 외모·심성·병증·습관 및 기타 특징만으로 명확하게 무슨 체질이라고 식별할 수 있다면 문제될 것이 없다. 그러나 실제로는 대부분의 경우에 그러하지 못하다. 예를 들면 체형은 태음인 같은데 성격을 고려하면 소양인 같기도 하다는 말이다. 이는 필자가 주장하는 바대로 사람들에게는 편대장과 편소장에 의한 특성뿐만 아니라 정중지장 각 장기의 대소에 따른 특성도 다양하게 나타나는 데서 연유한다. 물론 선천적 체형이나 성질재간, 심성 등이 성장과정에서 환경이나 교육·훈련 등의 영향에 의해 후천적으로 일부 변형되어 나타나는 경우도 있을 수 있다.

그래서 필자는 체질을 외모와 생리력의 차이·심성·병증·기타 습관 등의 순으로 살핀 후 앞에서 주장한 방법으로 'ㅇㅇ성 ㅇㅇ체질' 이라고 판단한다. 이와 같이 사상의학 이론을 보완하여 체질을 식별하면 혼동을 피할 수 있다. 이에 보완된 이론에 의하여 쉽게 체질을 식별할 수 있는 한 가지 예를 제시하기로 한다. 다음의 설문지는 체질별 외모 · 심성 · 병증 · 습관 및 기타 특징을 문항으로 만든 것이다. 설문 후 가장 많이 나타나는 특성을 마지막 부분에 제시된 감별기준에 대입하여 체질을 판별하는 방법이다.

우선 설문 문항 중 자신의 특성과 가장 가깝다고 생각되는 것을 선택한다. 이때 해당되는 내용이 없으면 그냥 넘어간다. 다음에 집계된 결과와 감별기준에 따라 체질을 식별한다. 이 방법대로 체질을 식별하면 큰 오류 없이 식별이 가능하다고 확신한다. 본 내용은 필자의 다른 저서인 『사상의학과 처세술』에도 포함된 내용이다.

< 체질판별 설문지 >

가. 체형적 특성

(1) 외형

① 가슴과 어깨 부위가 발달하고 아랫배와 엉덩이 이하가 덜 발달하여 전체적으로 어깨가 엉덩이에 비해서 넓은 편이다.

② 허리 이하가 발달하여 실한 편이나 가슴 윗부분은 덜 발달한 편이다. 서 있는 모습은 배가 나오고 뚱뚱하며 웅장하게 보인다.

③ 아랫배 및 엉덩이 부위가 발달하여 크고 가슴 및 어깨 부위가 덜 발달한 편이다.

④ 등과 가슴 위쪽이 발달하고 허리와 배꼽 사이가 덜 발달한 편이다.

(2) 상하 균형

① 흉골이 발달하여 가슴 부위가 충실한 반면 방광부위의 됨됨이가 빈약하여 앉아 있는 모습이 외로워 보이며 오래 앉아 있는 것을 좋아하지 않는다.

② 허리 부위가 발달하여 서 있는 자세가 굳건해 보이나 이마와 목덜미는 빈약한 편이다.

③ 둔부와 골반이 발달하여 엉덩이가 크고 앉은 모습이 차분하고 안정감이 있으나, 흉골이 작고 가슴둘레가 크지 않다.

④ 머리가 크고 이마는 툭 불거져 나와 있으며 목덜미가 굵고 실하나 상대적으로 엉덩이가 작고 하체가 빈약하여 자세가 안정되어 보이지 않는다.

(3) 신체의 취약점

① 손과 발은 큰 편이나 손목이나 발목이 비교적 가늘고 작다. 상체가 실하고 하체가 가벼워서 걸음걸이가 날래다.

② 목젖이 나왔거나 그렇지 않으면 목이 굵은 반면 가슴 윗부분이 좁다.

③ 상체보다 하체가 균형 있게 발달하였고, 걸을 때는 앞으로 수그린 모습을 하는 사람이 많다.

④ 오래 걷거나 서 있는 것보다는 앉거나 눕기를 좋아한다.

(4) 용모 특성

① 상체가 실하고 하체가 가벼워서 걸음걸이가 날래다. 먹는 양에 비해 몸이 비대하지 않다. 어깨나 손의 근육이 잘 발달되어 외형적으로는 활동력이 있어 보인다.

② 살이 쪘고(그렇지 않을 수도 있음) 골격이 건실하며 키가 크고 체격이 좋은 편이다. 코끝이 발달해 있다.

③ 상체에 비해 하체가 건실하고 장단지가 굵은 편이다. 체격은 작은 편이고 마르고 약하게 보인다. (또는, 키가 훌쩍 크고 마른 편이다.) 코끝이 작고 안이 드러나 보인다.

④ 용모가 뚜렷하고 마른 편이며 얼굴은 밝은 편이다.

(5) 신체 발달에 따른 재능

① 운동신경이 둔해서 구기, 격투기 같은 운동에 재능이 없다. 손으로 하는 운동을 더 못하는 편이어서 싫어한다.

② 운동신경이 발달하여 구기, 격투기 같은 운동에 재능이 있다. 특히 발로 하는 운동을 잘하고 좋아한다.

③ 운동신경이 발달하여 구기, 격투기 같은 운동에 재능이 있다. 왼손이 강하여 손으로 하는 운동을 더 잘하고 좋아한다.

④ 운동신경이 둔해서 구기, 격투기 같은 운동에 재능이 없다. 발로 하는 운동을 더 못하고 좋아하지 않는다.

나. 신체의 생리력 차이로 나타나는 특성

(1) 사장(폐비간신)의 기능

① 어지간해서는 소화기 계통에 문제가 없다. 대변은 묽은 편이며 먹은 양 이상으로 화장실에 자주 간다.

② 술에는 강하나 기침감기에 잘 걸리고 걸리게 되면 심하게 앓는다.

③ 대·소변은 일정하고 먹는 양이 적은 편이다. 조금이라도 많이 먹었다하면 소화가 잘 안 되는 것 같고 속이 거북하다.

④ 호흡기 계통 질환으로 고생한 기억은 별로 없다. 술은 조금만 먹어도 금방 얼굴이 빨개지고 좋아하지 않는다.

(2) 사장의 기능차이에 의해 나타나는 특성

① 대식가에 속하나 먹는 양에 비해 비대한 편은 아니다.

② 음식물에 대한 소화 · 흡수력이 강하여 음식물을 탐하는 편이다. 대식가는 아니면서도 비대한 편이다.

③ 입맛이 예민하여 음식을 적게 먹는 편이다. 음식을 먹고 난 후에는 종종 소화가 되지 않아 불편해 한다.

④ 입이 짧은 편은 아니나 음식에 대한 욕심은 없다. 기름진 음식을 좋아하지 않는다.

(3) 감각기관(이목구비)의 기능

① 색감에 대한 감각과 변별력이 뛰어나다. 옷차림이 화려하고 파격적인데도 잘 어울린다는 말을 듣는다.

② 후각이 발달하여 낌새를 잘 차린다. 음(소리)에 대한 감각이 무뎌서 노래를 좋아하지 않는다. 옷차림이 어색하다는 말을 듣기도 한다.

③ 미각이 뛰어나 양보다는 맛을 우선시하여 음식을 찾는 편이다.

④ 음(소리)에 대한 감각과 변별력이 뛰어나 노래를 잘 부른다.

(4) 체온, 피부, 터럭 특성

① 몸은 뜨거운 편이다. 눈에서 기(氣)가 뿜어 나오는 것 같이 느껴진다는 말을 듣곤 한다. 입은 작은 편이고 근육 발달이 좋다.

② 몸은 서늘한 편이고 살(肉)의 발육이 좋다.

③ 몸은 차고 정력이 세다. 뼈가 강하다.

④ 몸은 따뜻한 편이고 피부는 탄탄하며 터럭은 뻣뻣하다.

(5) 학문사변(學文思辨)에 특성

① 의문이 생기면 누구에게나 잘 물어본다. 하지만 분별력은 부족하다고 한다.

② 사려가 깊은 편이나 배우는 것에는 별로 관심이 없다.

③ 분별력이 뛰어나다. 의문이 있어도 남에게 잘 물어보지 않는 편이다.

④ 배우는 것은 좋아하나 사려는 깊지 못하다고 한다.

(6) 직관력 등

① 눈빛이 예리하다. 현실적 가치보다는 명리를 중시하고 대체로 물질에 대한 욕심이 없는 편이다.

② 사람의 외모만을 보고도 재능과 행실을 탐색할 수 있는 관찰력이 뛰어나다. 사람들을 움직여 일을 꾸미는데 능하다.

③ 직접 확인해야 믿는 편이다. 변별력이 탁월하여 현실에 이해타산이 밝다고 한다.

④ 영감이 있어 상황 판단력이 뛰어나고 총명하다고 한다.

다. 심성의 차이로 나타나는 특성

(1) 기상

① 엄하고 강인하다는 인상이다. 항상 무엇인가를 서두른다는 말을 잘 듣는다.

② 너그럽고 여유가 있으며 점잖은 인상을 풍긴다고 한다.

③ 깔끔하고 순하며 애교가 있어 보인다고 한다. 잘 움직이려 하지 않으려는 인상이다.

④ 곧고 강하다는 인상이다. 강직하다는 말을 잘 듣는다.

(2) 성격 Ⅰ

① 용감한 편이다. 사회적 지위나 빈부귀천에 따라 차등을 두지 않고 사람들에게 공평한 편이다.

② 성취력이 강하다. 사람들이 도리 지키는 것을 중시한다.

③ 단정하며 이해에 밝다. 사람들이 지연, 학연, 근무연에 따라 서로 보호해 주는 것은 당연하다고 생각한다.

④ 활달하다. 모든 사람들에게 정직하게 대한다.

(3) 성격 II

① 때로는 깊이 슬퍼하고 크게 화를 내기도 한다. 사람들과의 교제가 뛰어나다. 항상 자기가 주장이 되려고 한다.

② 좋아하는 것에 지나치게 탐닉하는 경향이 있다. 일은 항상 뒤에서 꾸미면서도 중심에 있기만을 원한다.

③ 자기중심적이다. 집안을 잘 꾸려나간다. 때로는 편한 것을 너무 좋아한다는 말을 듣기도 한다.

④ 화를 잘 낸다. 경쟁의식이 강하다. 아무 거리낌 없이 무례하게 행동하여 다른 사람들에게 상처를 주기도 한다.

(4) 성격 III

① 적극성이 있어 어떤 일을 착수하는 데 주저하지 않는다. 행동거지가 활발하다. 몸가짐이 날래며 시원시원한 성격이다.

② 조용하고 차분하며 끈기가 있다. 우직하며 욕심이 많다. 내 자신의 일에 충실한 편이다.

③ 내성적이며 생각이 치밀하다. 침착하며 이성적이다. 꼼꼼하게 따지는 편이다.

④ 대체로 굽힘이 없고 용맹하다. 적극적이고 진취적이다.

(5) 성질재간(性質才幹) I

① 마음이 넓고 사람을 업신여기지 않는다. 예의범절이 밝다. 사람들과의 교제가 뛰어나다.

② 천성이 고상하다. 사람들을 잘 가르쳐 인도한다. 주위에 친척이나 친지들과의 인간관계가 좋은 편이다.

③ 마음이 평탄하고 모나지 않아 사람들을 잘 위로하고 달래어 따르게 한다.

④ 말주변이 좋아 사람들과 잘 어울린다. 재화에 욕심이 없어 이루고자 하는 일(事務)을 처리하는 능력이 뛰어나다.

(6) 성질재간(性質才幹) II

① 집안일보다는 밖에 일을 우선시하는 편이다. 무엇인가 해야 할 일을 만들

어서 항상 바쁘다.

② 집안일을 너무 우선시하여 비난이나 욕을 먹기도 한다. 명리보다는 재화가 더 중요하다고 생각한다.

③ 사람들과의 좋은 인간관계보다는 현재의 이해가 더 중요하다고 생각한다. 질투심이 크다는 소리를 잘 듣는다.

④ 하고 싶은 일이나 주장, 집착 등을 너무 고집하여 주의 사람들과의 관계가 원만하지 못한 적도 있다.

(7) 성질재간(性質才幹) III

① 잘 물어보고 멀리 보는 능력이 있다. 말이 앞서다 보니 사실 이상으로 과장하기도 한다.

② 생각하고 이해를 헤아리는 능력이 있다. 가끔은 주책없다거나 게으르다는 말을 듣기도 한다.

③ 맛을 보고 분별하는 재주가 뛰어나다. 나는 내 자신이 꾀가 많다고 생각한다. 남은 음식이나 물건을 버리는 것이 아깝다고 생각되어 집에 잘 가져오는 편이다.

④ 듣고 배우는 재주가 탁월하다고 생각한다. 사물을 분별할 수 있는 능력이 뛰어나서 가끔은 우쭐대기도 한다.

(8) 항심(恒心)

① 무슨 일이 생기지나 않을까하고 두려워하는 마음이 마음속에 잠재해 있다.

② 때로는 조심하는 마음이 지나쳐 해야 할 일에 대해 결심을 못하고 주저하기도 한다.

③ 세심하고 소심한 성격이다. 별일 아닌 것 가지고도 조바심하고 잘 먹지도 못하면서 불안해하는 편이다.

④ 마음이 조급한 편이다. 지나치거나 무리를 할 때는 이 조급한 마음이 일을 그르치기도 한다.

(9) 심욕(心慾)

① 의롭지 않은 사람을 좋아하지 않는다. 명예를 인생의 중요한 가치관으로 생각한다. 나와 가치관이 다른 사람들을 업신여기기도 한다.

② 예의범절이 바른 사람을 제일 좋아한다. 삶을 윤택하게 하는 재화를 좋아한다. 내 것을 지키려는 마음이 강하다.

③ 지혜로운 사람이 되었으면 한다. 높은 지위를 좋아 한다. 보답 받기를 원하는 만큼 남에게 대접은 못한다.

④ 어질지 못한 사람을 좋아하지 않는다. 권세를 좋아하며 큰 성과에 관심이 있다. 사람들의 충고나 조언을 잘 듣지 않는 편이다.

라. 병증으로 나타나는 특성

(1) 평소 건강상태

① 건강할 때는 대변이 묽으며 자주 보는 편이다.

② 근육은 건실하며 몸에 불편한 곳이나 아픈 곳이 없어도 평소 땀을 많이 흘린다.

③ 평소에는 그런대로 소화를 시키다가도 몸이 조금이라도 불편해지면 식욕이 떨어지고 소화를 잘 시키지 못한다.

④ 잔병이 없는 편이다. 건강할 때는 소변 량이 많고 잘 나온다.

(2) 몸이 아플 때 나타나는 증상

① 몸이 불편해지면 변비가 나타난다.

② 평소에 잘 흘리는 땀이 잘 안 나오고 피부가 단단하고 치밀해진다.

③ 평소에는 잘 안 흘리는 땀이 몸의 상태가 나빠지면 많이 나온다.

④ 평소 잘 보던 소변을 잘 보지 못하고 그 양이 적어지며 입에 침의 양이 많아지고 거품이 생기기도 한다.

(3) 체질별 특이병 l

① 변비가 며칠 지속되면 가슴이 뜨거워진다.

② 설사가 심하면 배꼽 주위가 답답하다.

③ 설사를 계속하면 아랫배가 얼음장같이 차다.

④ 음식이 자주 올라오며 가슴이 불편하다.

(4) 체질별 특이병 II

① 건망증이 있는 편이다.

② 폐기종이나 기흉, 신경성 심계항진, 눈꺼풀이 위로 당기는 증상, 안구 통증으로 고생한 적이 있다.

③ 툭하면 소화가 잘 안 되는 편이다.

④ 온몸이 늘어져 노곤함을 느끼고 하체가 풀려 다리에 힘이 없어서 걷기가 어려운 증상으로 고생한 적이 있다.

마. 기타 특성

(1) 목욕습관

① 목욕은 샤워 위주로 간단하게 한다. 여럿이 목욕을 가면 제일 먼저 목욕을 끝내고 나오는 사람 중에 하나이다.

② 목욕을 몹시 좋아하여 즐기는 편이다. 목욕을 오래해도 별로 피곤함을 느끼지 않으며 목욕 후에는 기분이 좋다.

③ 목욕은 좋아하나 오래하고 나면 지친다. 목욕을 다녀와서는 기운이 없어 늘어지는 편이다.

④ 뜨거운 탕 속에 오래 머물러 있지 않으며 사우나도 즐기지 않는다. 목욕을 간단하게 마치며 즐기지 않으나 목욕한 후에는 시원·상쾌해 한다.

(2) 말재간

① 대체로 말이 많은 편이다. 제스처가 풍부하며 설득력이 있다. 말참견을 잘하고 말하면서 흥분을 잘한다. 상대방의 말을 경청하지 않는 편이다.

② 과묵하다. 집안에서 별로 말이 없다. 내 주장은 강하게 표현하는 편이다.

③ 말은 조용하며 침착하고 조리가 있다. 논리 정연하나 말투나 내용이 별로 재미가 없다. 상대방의 주위를 집중시키지 못하는 편이다.

④ 말은 잘하는 편이며 변설이 뛰어나기도 하다. 때로는 자기 주장만을 고집하기도 한다. 상대방의 주장이나 반박을 묵살하는 경향이 있다.

(3) 옷 입는 스타일

① 미적 감각과 유행 감각이 있어 옷차림이 개성적이고 대담하다. 옷을 잘 사는 편이고 충동구매 경향이 있다.

② 세련된 옷보다는 점잖으며 격식을 갖춘 정장을 주로 입는 편이다.

③ 세련미가 있고 몸매가 좋아 웬만한 옷은 잘 어울린다. 화려거나 파격적이기 보다는 무난하면서도 품위가 있고 고상한 옷차림을 좋아한다.

④ 옷차림에 대한 관심이 적은 편으로 아주 화려한 것이 아니면 단색을 선호하는 경향이 있다.

(4) 식사 및 음주 습성

① 입맛이 까다롭지 않다. 음식을 빨리, 많이 먹는 편이다. 푸짐한 음식을 좋아한다. 꿀과 인삼은 좋아하지 않는다. 술은 빨리 취하고 깨는 것도 빠르다.

② 음식을 천천히 먹는 편이다. 식성이 까다롭지 않고 특히 기름진 음식을 좋아한다. 술을 좋아하고 즐기며 많이 마신다.

③ 깔끔하고 모양새 있는 음식을 선호하며 입맛이 까다로워 음식 투정이 많다. 주량은 크지 않으나 술을 좋아한다.

④ 대체로 생랭하고 담백한 음식을 좋아한다. 꿀과 인삼은 좋아하지 않으며 술은 몸에 안 맞는다.

(5) 손발 및 피부 특성

① 땀방울이 크고 손발에 땀 기운이 느껴진다. 근육이 잘 발달한 편이다.

② 피부가 두껍게 느껴지고 살이 찐 편이다. 피부질환이 잦다.

③ 땀은 잘 안 흘린다. 손바닥과 발바닥이 뽀송뽀송한 편이나 약간 긴장만 해도 손과 발에 땀이 나서 땀이 항상 있다는 느낌이다. 피부질환은 거의 없는 편이다.

④ 손발이 약간 촉촉하다. 피부는 매끄럽고 탄탄하며 피부질환이 없는 편이다.

【체질감별 방법】

각 문항별로 네 개의 설명 중 피감별자에게 자신의 특성과 가장 가깝다고 생각되는 것을 선택하게 한 후 기준에 따라 체질을 판단하면 된다. 이때 알아야 할 것은 누구나 폐·비장·간·신장을 가지고 있기 때문에 정도에 차이가 있을 뿐 사상체질 특성 모두를 가지고 있다는 것이다. 예를 들면 태음성소음인의 경우도 일부 태양인과 소양인의 특성이 나타날 수 있다는 것이다.

《감별기준》

▶ ①번이 가장 많고 ②번이 다음으로 많으면 "태음성 소양인"이고
▶ ①번이 가장 많고 ④번이 다음으로 많으면 "태양성 소양인"이다.
▶ ②번이 가장 많고 ①번이 다음으로 많으면 "소양성 태음인"이고
▶ ②번이 가장 많고 ③번이 다음으로 많으면 "소음성 태음인"이다.
▶ ③번이 가장 많고 ②번이 다음으로 많으면 "태음성 소음인"이고
▶ ③번이 가장 많고 ④번이 다음으로 많으면 "태양성 소음인"이다.
▶ ④번이 가장 많고 ①번이 다음으로 많으면 "소양성 태양인"이고
▶ ④번이 가장 많고 ③번이 다음으로 많으면 "소음성 태양인"이다.

참고문헌

1) 지규용,「格致藁譯解」, 영림사, 2001, 7~13쪽

2) 김찬민·류순섭,「이제마 사상체질의학」, 아카데미서적,2002, 25쪽

3) 박대식,「格致藁」, 청계출판사, 2002, 46쪽

4) 지규용,「格致藁譯解」, 영림사, 2001, 9쪽

5) 송일병,「알기 쉬운 사상의학」,하나미디어, 1993,   134~139쪽

6) 지규용,「格致藁譯解」, 영림사, 2001, 374~375쪽

7) 김찬민·류순섭,「이제마 사상체질의학」, 아카데미서적, 2002, 37쪽

8) 김찬민·류순섭,「이제마 사상체질의학」, 아카데미서적, 2002, 32쪽

9) 박대식,「格致藁」, 청계출판사, 2002, 20쪽

10) 지규용,「格致藁譯解」, 영림사, 2001, 27쪽

11) 김찬민·류순섭,「이제마 사상체질의학」, 아카데미 서적, 2002, 39쪽

12) 송일병,「알기 쉬운 사상의학」,하나미디어, 1993, 130쪽

13) 송일병,「알기 쉬운 사상의학」,하나미디어, 1993, 239~241쪽

14) 홍승직,「大學·中庸」, 고려원, 1999, 306~308쪽

15) 송일병,「알기 쉬운 사상의학」,하나미디어, 1993, 240~241쪽

16) 김찬민·류순섭,「이제마 사상체질의학」, 아카데미서적, 2002, 31~33쪽

17) 지규용,「格致藁譯解」, 영림사, 2001, 26~27쪽

18) 박대식,「格致藁」, 청계출판사, 2002, 30~32쪽

19) 김찬민·류순섭,「이제마 사상체질의학」, 아카데미서적, 2002, 31~33쪽

20) 박일봉 편저,「中國思想史」, 육문사, 1990, 27~35쪽

21) 황의동,「한국의 유학사상」, 서광사, 1995, 111~120쪽

22) 황의동,「한국의 유학사상」, 서광사, 1995, 212~227쪽

23) 김찬민·류순섭,「이제마 사상체질의학」, 아카데미서적, 2002, 30~40쪽

24) 박대식,「格致藁」, 청계출판사, 2002, 25~27쪽

25) 김찬민·류순섭,「이제마 사상체질의학」, 아카데미서적, 2002, 48~49쪽

26) 김찬민·류순섭,「이제마 사상체질의학」, 아카데미서적, 2002, 49~50쪽

27) 주희/김미영 옮김, 「중용」, 홍익출판사, 1999, 180~184쪽

28) 황의동, 「한국의 유학사상」, 서광사, 1995, 120~122쪽

29) 김찬민 · 류순섭, 「이제마 사상체질의학」, 아카데미서적, 2002, 53~58쪽

30) 김찬민 · 류순섭, 「이제마 사상체질의학」, 아카데미서적, 2002, 65~277 쪽. 이명복, 「사상의학」, 청계출판사, 2002, 25~27쪽

31) 이민수, 「동의수세보원」, 을유문화사, 2006, 21~67쪽, 252~270쪽

32) 박석언, 「사상두부촉진법」, 의림사, 통권 147호, 1982, 62~64쪽

33) 이병행, 「침도원류중마」, 행림서원, 1974, 347~348쪽

34) 권도원, 「대한한의학회보 21호」, 1966, 32~38쪽

35) 양기상, 「유형체질감별의 면역혈청학적 연구」, 경희 한의대논문집, 경희 대한의과대학, 1983, 33~45쪽

36) 허만회, 「사상인의 형태학적 도식화에 관한 연구」, 대한사상학회지 Vol. 1, No. 1, 1989, 29~39쪽

37) 권도원, 「체질침 치료에 관한 연구」, 명지대학교 논문집, 1974, 607~625쪽

38) 권도원, 「8체질의학론 개요」, 동방학지, 연세대학교 국학연구원, 1999, 601~623쪽

39) 배철환, 「8체질과 사상의학으로 풀어보는 몸」, 건강 아카데미, 2003, 33~36쪽

40) 박금실, 「체질을 알면 건강이 보인다 1」, 휘닉스, 2002, 57~60, 202쪽

41) 권도원, 「체질침 치료에 관한 연구」, 명지대학교논문집, 1974, 608쪽

42) 권도원, 「8체질의학론 개요」, 동방학지, 연세대학교 국학 연구원, 1999, 621쪽

43) 권도원, 「체질침 치료에 관한 연구」, 명지대학교논문집, 1974, 608쪽

44) 천덕산인, 「동무유고 사상금궤방」, 행림서원, 서울, 1971

판 권
본 사
소 유

**사상, 사상의학,
사상의학의 한계와 보완**

2008년 9월 25일 초판 1쇄 발행

저 자 : 신 보 현
펴낸이 : 김 중 영
펴낸곳 : 오성출판사

서울시 영등포구 영등포 6가 147-7
전화 : (02)2635-5667~8
팩스 : (02)835-5550

출판등록 : 1973년 3월 2일 제 13-27호
ISBN : 978-89-7336-761-0
www.osungbook.com

값 15,000 원